Knaur.

Knaur.

Der Autor:
Dr. Hans-Ulrich Grimm ist Journalist und Autor. Der ehemalige *Spiegel*-Redakteur hat jahrelang Recherchen in der schönen neuen Welt der industriell erzeugten Nahrungsmittel betrieben. Viele seiner Bücher sind Bestseller. Er lebt in Stuttgart und betreibt einen neuen Informationsdienst: *www.food-detektiv.de*.

Hans-Ulrich Grimm

Die Suppe lügt

Die schöne neue Welt des Essens

Knaur Taschenbuch Verlag

Besuchen Sie uns im Internet:
www.knaur.de

Vollständige Taschenbuchausgabe April 2008
Aktualisierte Neuausgabe
Knaur Taschenbuch
Ein Unternehmen der Droemerschen Verlagsanstalt
Th. Knaur Nachf. GmbH & Co. KG, München

Umschlaggestaltung: ZERO Werbeagentur, München
Satz: Pinkuin Satz und Datentechnik, Berlin
Druck und Bindung: Nørhaven Paperback A/S
Printed in Denmark
ISBN 978-3-426-78076-3

2 4 5 3 1

Inhalt

1. Diskrete Weltmacht: Die Geschmacks-Industrie

Über einen erstaunlich bescheidenen Konzern in New York. Wozu Bäcker einen Geheimdienst brauchen. Sinnestäuschung von früh bis spät, von Müsli bis Spinat. Jeden Tag ein Pfund Essen mit Geschmack aus der Retorte.

Natürlich kann man einen Konzern nicht vollständig verstecken. Aber man kann es versuchen.

Zum Beispiel in New York, mitten in Manhattan. Die Gegend um den Central Park ist dafür ideal: ein unauffälliger Ort, sehr belebt, tagsüber und auch abends. Musikfreunde gehen zur Carnegie Hall, um japanischen Philharmonikern zu lauschen oder dem New Yorker Schwulenchor. Junge Menschen steuern das Hard Rock Café an oder Niketown, das Turnschuhparadies. Und Betuchte suchen bei Tiffany's, oben an der Ecke zur Fifth Avenue, nach goldenem Geschmeide und edlen Juwelen.

Das Hauptquartier des Konzerns liegt noch ein bisschen abseits, hinunter Richtung Hudson River. Die Straße führt leicht bergab, immer weniger Menschen sind zu sehen. Die Häuser sind hier, in der Nähe des Hafens, von unterschiedlicher Schönheit: Neben schicken Apartmenthäusern stehen heruntergekommene Altbauten, mit Graffiti auf rotem Backstein, rostigen Feuerleitern, glaslosen Fensterhöhlen. Die Geschäftswelt ist ebenfalls von gemischter Güte: ein Chinarestaurant namens »Ocean Dragon«, und »Jake's Saloon«, eine landestypische Kneipe. Ein Reifenhändler, Niederlassungen von Nissan, Toyota. Eine BMW-Filiale auch und daneben das Hauptquartier des Konzerns.

Eine Fassade aus rosa Granit und dunklem, undurchsichtigem Glas, ein kleiner Eingang rechts an der Seite, daneben drei Buchstaben aus glänzendem Messing: IFF. Nur die drei Buchstaben, mehr nicht. Sehr unauffällig. Es gibt nichts Pompöses, kein ehrfurchtheischendes Portal, keine Auffahrt für Limousinen, nur auf der Rückseite Laderampen für Lastwagen.

521 West 57th Street, New York, NY 10019. In Sachen Geschmack ist das die allererste Adresse. Hier wird der Duft der großen weiten Welt komponiert, hier werden die Gaumenfreuden für den ganzen Globus geplant, hier werden die Sinnesillusionen von morgen festgelegt. IFF, das steht für International Flavors & Fragrances, der Welt größten Hersteller von Duft- und Geschmacksstoffen.

Wenn er sich schon nicht vollständig verstecken kann, so gibt sich der Konzern möglichst wenig zu erkennen. Auskünfte für die Öffentlichkeit, eine Presseabteilung gibt es nicht. Eine Werbeagentur ist ebenfalls entbehrlich. Bei Branchentreffen, auf Messen in Paris, São Paulo, Singapur und Tokio taucht der Weltmarktführer des Geschmacks selten auf. Selbst auf mehrfache Anfragen reagiert die Firmenzentrale nicht – die Schweigsamkeit ist offizielle Unternehmenspolitik, auch der europäischen Filialen. Die geben sich genauso geheimnisvoll wie die Zentrale am Hudson: »Aus firmenpolitischen Gründen« könne sie leider »keine Einzelheiten« zu ihren »geschäftlichen Tätigkeiten preisgeben«, teilt etwa die Geschäftsleitung der deutschen Niederlassung auf Anfrage mit.

Im Zeitalter des Internets, immerhin, pflegen auch solch geheimniskrämerische Konzerne wenigstens ihre virtuelle Erscheinung. So benennt der Konzern auf seiner Homepage (www.iff.com) seine Umsatzzahlen: 1,8 Milliarden Dollar im

Jahr, vermerkt, dass er mit 66 Fabriken in 34 Ländern auf der Welt präsent sei. Was die Firma allerdings genau produziert, das erfährt der geneigte Surfer auch auf den Internetseiten des Konzerns nicht.

Merkwürdig: Dieser Konzern beeinflusst, was Millionen von Menschen essen und ob es ihnen mundet. Er herrscht über den Geschmack von Fertigsuppen und Dosenfleisch, Mikrowellensnacks und Tiefkühlpizza. Die Firma ist enorm innovativ, erfindet ständig neue Aromen und Ess-Erlebnisse. Sie hätte also durchaus Interessantes mitzuteilen. Das erfahren indessen nur jene Firmen, die Kunden von IFF sind, nicht aber die Öffentlichkeit.

Ihre Geruchsabteilung bietet beispielsweise Düfte an, die in Parfums von Hugo Boss, Donna Karan, Calvin Klein, Ralph Lauren zum Einsatz kommen, um die Aura des Umsprühten zu veredeln. IFF produziert aber auch Gerüche, die in Geschäften als Lockstoff dienen und die Kunden zum Kauf animieren sollen. Auch können Firmen per Beduftung von Büros und Fabriken den Arbeitseifer ihrer Beschäftigten ein bisschen heben. Für die Planung von Klima-Anlagen mit bewusst nicht wahrnehmbaren, leicht manipulativen Beigaben hat IFF ein Merkblatt zusammengestellt, das über die Wirkungen der verschiedenen Gerüche auf die Psyche Auskunft gibt.

Gegen Ärger und Zorn, in vielen Firmen ja leider an der Tagesordnung, soll beispielsweise Melisse helfen, gegen Neid und Missgunst, die die Produktivität ganzer Büro-Etagen bremsen, wirkt Rosenduft Wunder. Depression und Melancholie verscheucht ein Hauch von Basilikum, den Kummer das Majoran. Gegen das Misstrauen, das heute Konsumenten oft hegen, sprühe man im Laden Lavendel, hypnotisch wirkt laut Merkblatt Kamille. Und im Falle von Apathie, die sowohl Kaufrausch als auch Arbeitseifer bremsen, rät IFF zu Wacholder.

Auch für die moderne Ernährung hat IFF einiges beigesteuert. Das US-Patent Nr. 4.985.261 sichert etwa eine Erfindung, mit der ein »Muskelfleischnahrungsmittel« in der Mikrowelle binnen weniger als 600 Sekunden bräunt und, dank eines speziellen Aroma-Puders, auch noch so schmeckt. Ein anderes Patent hat IFF für ein intelligentes Verfahren zur Aromaveränderung: Dank einer originellen Kombination von Chemikalien erzeugt es bei Nahrungsmitteln, Seifen und Waschpulvern eine schöne Erdbeernote, bei Zigaretten hingegen eine süß-fruchtige und zugleich holzige Note. Das Patent Nummer 4.988.532 schließlich schützt ein Verfahren, mit dem die Süßkraft von künstlichen Süßstoffen verstärkt, der »unangenehme Nachgeschmack« eliminiert und auch die unerwünschte Bitternis etwa bei Industriesuppen beseitigt werden kann.

Solch pfiffige Innovationen freuen die Hersteller von kunstsüßen Säften oder bitteren Suppen. Für die Menschen, die solches verzehren, ist es nicht unbedingt von Vorteil: Denn der Geschmackssinn dient eigentlich der Kontrolle der Speisen (siehe Kapitel 7), und Bitterkeit ist gemeinhin ein Warnsignal. Was bitter ist, gilt als nicht gut – und wenn der Körper darüber hinweggetäuscht wird, nimmt er womöglich Sachen auf, die nicht besonders gesund für ihn sind.

Aromaproduzenten wie IFF sind, vielleicht deswegen, nicht übermäßig an Publicity interessiert. Der bescheidene Konzern laboriert still im Winkel, bleibt inmitten einer schrillen Welt mit Fernsehwerbung, Leuchtreklame, Radiospots fast rumpelstilzchenhaft ruhig: »Ach, wie gut, dass niemand weiß ...«

Wo der Branchenprimus so bescheiden ist, da wollen sich die anderen Geschmacks-Industriellen auch nicht in den Vordergrund drängen: die Firmen Flachsmann in der Schweiz, Tastemaker und Givaudan, die beide zum schweizerischen Chemie- und Pharmamulti Roche gehören, Aralco und Robertet in Frankreich, Dragoco oder Haarmann & Reimer in Deutschland, die sich im Jahre 2002 zu einer neuen Firma namens Symrise zusammengeschlossen haben. »Wir sind eine sehr zurückhaltende Branche«, sagt lächelnd einer der leitenden Herren des Unternehmens. Auch über ihre Abnehmer sagen die Aromaproduzenten ungern etwas oder gar zu den Produkten, denen sie Geschmack verleihen: »Da möchte ich keine Äußerung machen, wo wir vertreten sind«, sagt etwas gewunden ein Manager von Tastemaker. Dabei ist der Geschmack aus seinem Hause weit verbreitet: 250 Millionen Dollar Umsatz macht die Firma im Jahr.

Kaum einer kennt sie, doch ihre Produkte sind in aller Munde, von früh bis spät: Wer morgens »Nesquick« trinkt, schluckt Geschmack aus dem Labor, wer lieber Jacobs Kaffee »Amaretto« mag, ebenfalls. Müllers »Knusper Joghurt Schoko Müsli« ist schmackhaft dank der Künste der Chemiker. Auch Pfannis »Bauernfrühstück«, die »Pasta du Chef« von Maggi oder die 5-Minuten-Terrine »Asia« – alles Aroma. Der »Würz-Spinat« von Iglo, Marke »Grüne Küche«, ja sogar der Hummerfonds der Feinschmeckerfirma »Lacroix«, und die eigentlich puristisch anmutenden jungen Erbsen (»Sehr fein«) von Bonduelle – nichts schmeckt ohne die Zutat aus der Retorte.

Wer abends gern knabbert, kommt auch kaum darum herum: Chio Chips »Paprika«, Gold-Fischli »Gourmet Cracker« – der Tag geht, Aroma bleibt.

Ein Entweichen ist schwer möglich: Die schöne neue Welt des Essens kennt kaum noch aromafreie Zonen. Auch die US-Backwarenfirma Pillsbury hat für ihre »Original französischen Croissants« das Fabrik-Aroma in den Teig gemischt, die britische Tee-Firma Lipton trimmt damit ihren »Ice-Tea«. Der spanische Hersteller Gallina Blanca aromatisiert seine Fischsuppe, Japans Nissin die »Cup-Nudeln« mit Shrimps.

Die simple Vollmilchschokolade des eidgenössischen Edelproduzenten Lindt, laut Packungsaufdruck nach »Original Schweizer Rezept« hergestellt, enthält die moderne Geschmacks-Zutat, und sogar die bei Kindern in der Südsee sehr beliebten Snacknudeln in Geschmacksrichtung »Rind« oder »Huhn«, hergestellt von den Nestlé-Niederlassungen in Fidschi, Tahiti, Papua-Neuguinea und Neukaledonien. Sogar die Bio-Lebensmittel sind oft aromatisiert, etwa der »Brühwürfel Typ Rind« des Herstellers Erntesegen, ebenso der »Natur Joghurt mild« von der Bioland-Molkerei im bayerischen Andechs, Geschmacksrichtung Erdbeere. Die Bio-Verordnung der Europäischen Union erlaubt die Geschmacks-Tricksereien ausdrücklich.

Labor-Aroma ist die Leitsubstanz der modernen Lebensmittelproduktion. Ohne die geheimnisvollen Pülverchen und Säfte wären die Industrieprodukte im Supermarkt ungenießbar und damit unverkäuflich. Aroma ist nötig, um geschmacklose Rohstoffe aufzuwerten, Aroma ist wichtig, um den unangenehmen Beigeschmack der Lebensmitteltechnik zu übertünchen (»maskieren«, wie das in der Fachsprache der Chemie-Künstler heißt). Denn die hochtechnische Produktion treibt den Dingen zuerst den Geschmack aus: Die Agro-Industrie hat Tomaten, Kartoffeln, Blumenkohl so optimiert, dass sie den industriellen Bedürfnissen entsprechen, sie sind pflegeleicht, schnellwachsend, ertragsstark. Der Geschmack spielt dabei natürlich nicht die wichtigste Rolle, die Agro-Industrie will ihre Erzeugnisse ja nicht essen, sondern verkaufen.

Der letzte Rest an Geschmack von Blumenkohl, Sellerie, Hühnchen bleibt dann irgendwo zwischen Fließbändern und Maschinenstraßen auf der Strecke. Die Lebensmittelindustrie bekommt diese Erzeugnisse schon ziemlich geschmacksneutral in getrocknetem, zerlegtem, vorbehandeltem Zustand.

Den Hummer als Pulver, das Huhn, das in die Suppe soll, in Form von Kügelchen, die aussehen wie Nescafé. Die Rohstoffe müssen besondere Anforderungen erfüllen: Sie müssen möglichst lange halten. Sie müssen auch den härtesten Torturen in den Maschinen widerstehen. Und sie müssen, vor allem, billig sein.

Denn für gute, geschmackvolle Rohstoffe hat die Lebensmittelindustrie fast kein Geld mehr übrig: Das haben längst die Ingenieure kassiert, die die Suppen und Saucen konstruiert haben. Die Patentanwälte, die das Essen in der jeweiligen Konstruktion schützen ließen. Die Spediteure, die die Rohstoffe aus aller Welt herbeikarren. Und die Werbeagenturen, die im Fernsehen die Illusion erzeugen müssen, es handle sich dabei um echtes Essen, bei der Asia-Suppe um eine, die von echten Chinesen in einer traumhaft idyllischen Garküche zusammengeköchelt wurde. Und bei der Schokolade um eine, für die der bärtige Senn in postkartenschöner Bergwelt die rahmige Alpenmilch eigenhändig in die Milchkanne kippt. Ein Arbeiter mit dem Milchpulversack in der Fabrik oder eine stinkende Fischtrockenstätte würde sich im Fernsehen eben nicht so gut machen.

Das Problem ist nur: Die Illusion, es handele sich dann etwa bei einem Produkt namens »Hühnersuppe« um eine solche, muss glaubhaft aus der Tüte rieseln und nach Begießen mit Wasser sinnlich so erscheinen.

Das ist nicht ganz einfach. Eine »Hühner-Suppe mit Nudeln« aus dem Hause Knorr beispielsweise enthält nur zwei Gramm »Trockenhuhn« in Form von Kügelchen. Das entspricht gerade mal sieben Gramm vom Fleisch eines echten Federviehs (»Nasshuhn« genannt). Damit kann natürlich kein Koch der Welt Hühnergeschmack in vier Teller Suppe zaubern. Knorr kann das – mit einem Gramm »Aroma«, dem Geschmack aus der Fabrik. Das gibt zwar keine echte Hühnersuppe, aber immerhin eine »vergleichbare Lösung«, wie ein Knorr-Chemiker diese Flüssigkeit nennt. Preis: 89 Cent.

Maggi macht das ähnlich: In der sogenannten »Rinds-Bouillon« hat die Firma 2,3 Gramm Rinderfett und mindestens 670 Milligramm Fleischextrakt pro Liter untergebracht. Mengenmäßig den größten Anteil nehmen laut Etikett andere Substanzen ein: Jodsalz, Aroma, Geschmacksverstärker (Natriumglutamat, E 631, E 627). Eigentlich ist es vermessen, das Erzeugnis nach jenen winzigen, im Milligrammbereich liegenden Spuren von Fleischextrakt zu taufen. Eigentlich müsste das Erzeugnis nach seinen wesentlichen Zutaten benannt werden: »Jodsalz-Aroma-Geschmacksverstärkerbouillon.«

Das klingt nicht sehr schön. Womöglich würden die Suppenfreunde ein solches Erzeugnis gar nicht auslöffeln wollen. Wenn aber die Wahrheit als Appetitbremse wirkt, bleibt nur die Kosmetik am Etikett.

Die Suppe lügt. Doch auch das Brot des Bäckers ist nicht immer ganz ehrlich, das Brötchen nicht, und selbst der Kuchen schwindelt. Sogar Baguette, Brioches und Croissants von französischen Bäckern sind oft nur dank der Künste des Chemikers von Wohlgeschmack: Die Firma Philxn aus dem Städtchen Pont de Veyle verkauft Aromen für solche Backwerke. Das Backtempo, sagt der Chef bei einer Präsentation auf einer Zusatzstoffmesse, sei heute so hoch, dass der Geschmack leider nicht mehr entstehen könne. Eine Prise seiner Pülverchen wirkt da Wunder. Wie das hergestellt wird? Das sei geheim. Betroffen davon sind indessen nicht nur Franzosen: Die Produkte der Backwaren-Fälscher sind auf der ganzen Welt zu finden, praktisch in ganz Europa, von Norwegen bis Griechenland, von Kanada bis Chile, sogar in Japan und China.

Die schwedische Firma Aromatic mit Niederlassungen in der Schweiz, in Deutschland, England, Österreich, Ungarn und den USA wirbt sogar mit fast konspirativer Verschwiegenheit für ihre Ingredienzen, die die Backwaren billiger, schmackhafter und auch noch haltbarer machen sollen: »Erzählen Sie uns von Ihrer Produktion, und wir werden sie gemeinsam verbessern. Niemand wird verstehen, wie Sie es gemacht haben. Das ist es, was wir ›Secret Service‹ nennen.« Der Geheimdienst des Bäckers arbeitet also konspirativ und professionell; wenn wir beim Kaffeekränzchen in den Plunder beißen, merken wir gar nichts. Und wer danach, bei einem Gläschen Wein, den Tag ausklingen lässt, schluckt womöglich auch bloß Illusionen: Die belgische Firma Stiernon verkauft seit dem Jahr 2000 ein Erzeugnis namens »Oacylent«, das den Geschmack eines wertvollen, im Holzfass gereiften Weins vorgaukeln soll. Sehr attraktiv für Panscher, denn sie können ein Billig-Gesöff für teures Geld verkaufen. 4 Gramm reichen für 100 Liter. Im ersten Jahr hat das Unternehmen ungefähr 5 Tonnen verkauft, im Jahr darauf schon 15 Tonnen. In Frankreich, Spanien, Italien, Portugal, Australien, den USA, Chile, Südafrika, Neuseeland, Argentinien. Welche Winzerfirmen zu den Kunden zählen, das mag der Chef leider nicht verraten: »Nein, denn die wollen ihr Geheimnis für sich behalten.«

Die diskreten Helfer der Lebensmittelindustrie operieren in einem Bereich, der Undercover-Einsätze sehr erleichtert, denn die Geschmacks-Manipulationen sind gleichsam unsichtbar, mit den menschlichen Sinnen kaum zu erfassen. Für Geschmacksveränderungen genügen oft unvorstellbar kleine Mengen chemischer Substanzen. Das 2-Acetyl-1-Pyrrolin, das für den Geschmack der Weißbrotkruste verantwortlich ist, wirkt schon in einer Dosis von 70 Millionstel Gramm pro Kilo. Und Menthenthiol löst mit nur 0,2 Milliardstel (0,0000000002) Gramm pro Liter den Geschmackseindruck von frischem Grapefruitsaft aus.

Und von Filberton, jenem Stoff, der Joghurt beispielsweise

nach Haselnüssen schmecken lässt, genügen winzige 5 Milligramm, um 1 Million Liter Wasser zu aromatisieren.

Dennoch werden von den ultrawirksamen Substanzen erstaunliche Mengen verkauft: In der Europäischen Union werden jährlich 170000 Tonnen industriell hergestellte Aromen verbraucht. Hinzu kommt der sogenannte Geschmacksverstärker Glutamat, in Bouillons, Würsten, Kartoffelchips enthalten. Verbrauch europaweit 95000 Tonnen. Mehr als die Hälfte dessen, was die Menschen verzehren, ist künstlich aromatisiert – wobei die Verzehrmengen, abhängig von der kulinarischen Kultur, stark differieren. Die Italiener essen am wenigsten, am meisten die Holländer und Engländer. In Italien werden nur knapp 7500 Tonnen pro Jahr verbraucht, in Deutschland etwa 39000 Tonnen, in Frankreich 40000 Tonnen. Spitzenreiter, bezogen auf die Bevölkerungszahl, sind die Briten mit knapp 84000 Tonnen und die Holländer mit 23000 Tonnen. Wobei die gigantischen Zahlen aus der Heimat von Fish and Chips und Matjeshering sich auch damit erklären, dass etwa im kleinen Holland neben 15 Millionen Menschen auch 15 Millionen Schweine leben und in England viele Rinder und das Futter für die Tiere ebenfalls aromatisiert wird – was, nebenbei bemerkt, auch eine Ursache von Lebensmittelskandalen wie etwa der Rinderkrankheit BSE sein könnte (siehe Kapitel 8).

Merkwürdig: Die Menschen mögen offenbar das Essen, das vom Fließband kommt, immer lieber. Und sie wollen sich immer seltener selbst an den Herd stellen. Dabei haben sie noch nie so viel Freizeit gehabt wie heute, viele arbeiten nur noch 35 Stunden in der Woche oder auch, zumeist zwangsweise, gar nicht. Doch die vielen Mußestunden verbringen sie lieber mit Computerspielen oder im Kino, vor dem Fernseher oder im Fußballstadion. Das Wichtigste, Überlebensnotwendige, tagtäglich Unausweichliche, die Zubereitung ihres Essens, überlassen sie lieber Ingenieuren, Technikern und Chemikern.

»In den Niederungen der deutschen Alltagskochkunst macht sich Verfall breit«, klagte die *Süddeutsche Zeitung:* »Ein ganzes Volk läuft Gefahr, sein Wissen über Fertigkeiten preiszugeben, das ihm von seinen Müttern und Vätern seit Urzeiten überliefert worden ist.« Anlass für die küchenkulturpessimistische Klage waren Umfragen, wonach die Kompetenz am heimischen Herd rapide schwindet: Fast 40 Prozent aller Deutschen, so hatte die Deutsche Presse Agentur gemeldet, können kaum noch kochen. Eine andere Umfrage führte zu dem erschreckenden Ergebnis, dass von den Deutschen zwischen 20 und 30 Jahren nur noch jeder Vierte in der Lage ist, einen Schokoladenpudding ohne Päckchen zuzubereiten.

»Schon in der nächsten Generation wird es niemanden mehr geben, der sich glücklich daran erinnert, wie seine Mutter gekocht hat«, klagte im zuständigen Fachorgan *Der Feinschmecker* Deutschlands Vorkoch Wolfram Siebeck: »Mutters spezielle Art, Pfannkuchen zu backen, ihr Hausrezept für Rindsgulasch – all das wird nicht mehr existieren in der Welt von morgen.«

In Deutschland stammt schon 75 Prozent alles Verzehrten aus industrieller Produktion, in den USA, dem Pionierland des modernen Lebens, sind es schon 95 Prozent. In der Mehrzahl der amerikanischen Mittelstandshaushalte wird schon überhaupt nicht mehr gekocht. Speisen, die am heimischen Herd gekocht werden, hätten in den USA schon einen Platz auf der »Liste vom Aussterben bedrohter Arten«, jubelte das Fachblatt *Food Technology*, das Zentralorgan der US-Lebensmittelingenieure. Die meistverzehrte Speise in den USA ist die Pizza, sie genössen die Amerikaner, wie *Food Technology* ermittelte, doppelt so oft wie Sex.

Immer nur Pizza und selten Sex, das ist natürlich Geschmackssache. Auch wenn die US-Kette Pizza-Hut, um die Lustbarkeiten anzunähern, eine Kreation nach Pamela Anderson benannte, dem kurvigen TV-Star aus der Plansch-Serie »Baywatch«: »Pfannenpizza Pam«. Die schöne Pamela, die in 142 Ländern der Erde bewundert wird, ist das Symbol für die Globalisierung des Geschmacks. Und sie zeigt uns unter anderem eines: Nicht mehr auf die Salami kommt es an bei der Pizza, sondern auf die Aura.

So löst sich auch bei anderen Leckereien der Sinneseindruck zunehmend von seiner Bedeutung und dem natürlichen Ursprung, nicht nur bei Pizza: Die weltweit überbordende Lust auf Erdbeereis beispielsweise, Erdbeerjoghurt, Erdbeerdesserts ist durch echte Beeren längst nicht mehr zu befriedigen. Die gesamte Welt-Erdbeerernte würde gerade reichen, um 5 Prozent des US-amerikanischen Bedarfs für Erdbeerprodukte zu decken.

Wenn es nur die echten Früchte gäbe, könnte also nur jeder zwanzigste US-Erdbeerfan befriedigt werden. Für italienische Erdbeerdessertfreunde, französische Erdbeermoussefans bliebe nichts, und auch in Deutschland könnte man, so sagt ein Qualitätskontrolleur von der bayerischen Großmolkerei Müller, ohne den Einsatz von Ersatz-Aroma »den Erdbeerjoghurt glatt vergessen«.

Solch virtuelle Genüsse gibt es in beeindruckender Vielfalt, rund um den Globus. Denn die Aromafabriken verkaufen weltweit die gleichen Geschmäcker.

Die US-Firma Bell Flavors & Fragances, in Deutschland mit einer Filiale im sächsischen Miltritz vertreten, bietet beispielsweise unter der Bestellnummer 470461 Mango an, außerdem Mandarine, wahlweise »fruchtig« (Bestellnummer 470277) oder mit einer »Saftnote« (471042). Die französische Geschmacksfabrik Aralco lässt virtuell sowohl Milch (704021) als auch Honig fließen (306080).

Die technologisch fortgeschrittenen Illusionisten ermöglichen nicht nur Imitate von Obst und Gemüse, sondern auch von fertigen Speisen: Es gibt Hamburger-Aroma, Pasta-Aroma, Hühnerbrühe-Aroma. Symrise beispielsweise hat fix und fertig den Geschmack von Fleisch mit Champignons und von Gulasch vorrätig.

Und da der moderne Geschmack zunehmend an industriellen Produkten Gefallen findet, können die Labors auch diese imitieren: Symrise etwa bietet Ananasgeschmack Typ »Dosenfrucht«, der Schweizer Emil Flachsmann hat neben Cola-Aroma auch »Techno-Aroma« im Angebot, mit dem »typischen Geschmack der trendigen Energy-Drinks«. Und Bell bietet ein natürliches Aroma »Typ Rindfleisch sprühgetrocknet« an. Dabei bemühen sich die Chemiker durchaus um Authentizität, mixen bei Bedarf auch Substanzen zusammen, die die weniger schönen Seiten des Vorbilds imitieren. So hat Flachsmann etwa ein Raucharoma vom Typ »Teer« im Katalog.

Was ist echt, was ist falsch? Ist die Imitation eines Imitats nicht schon wieder etwas Ehrliches? Und welch seltsame Wege gehen die Geschmacksfabrikanten, wenn sie den Geschmack von sprühgetrocknetem Rindfleisch nachahmen? Wer liebt denn sprühgetrocknetes Rindfleisch so, dass er dessen speziellen Geschmack auf der Zunge haben möchte?

Der Geschmack, der unmittelbare Sinneseindruck, hat sich von seinem Ursprung emanzipiert. In der zeitgenössischen Nahrungsmittelproduktion ist der Geschmack so etwas wie die Heckklappe an einem neuen Mercedes-Coupé oder der Absatz am neuen Damenschuh eines italienischen Modeschöpfers: ein Design-Element, das in der nächsten Saison gegen ein neues Design-Element ausgetauscht wird. Wie bei Automodellen und Anzügen rollt alljährlich eine neue Innovationswelle:

Etwa 10000 neue Essprodukte kommen in Europa und Amerika jedes Jahr neu auf den Markt, in Japan sind es gar 20000. Allerdings: 50 Prozent von ihnen, so die Faustregel der Branche, werden alsbald wieder aus dem Regal genommen, weil die Leute offenbar nicht so den rechten Appetit drauf haben. Mit gigantischem Reklame-Aufwand muss den Leuten der Mund wässrig gemacht werden: Allein in Deutschland gab die Branche 2002 stolze 2,51 Milliarden Euro für Werbung für Speisen und Getränke aus, wie die Beobachter von der Hamburger Firma Nielsen Media Research ermittelten.

Es ist eine merkwürdige Industrie: Eigentlich produziert sie die wichtigsten Waren – Lebensmittel. Die muss jeder täglich essen. Eine Branche, die in der glücklichen Lage ist, dass ihre Erzeugnisse täglich restlos weggeputzt werden und morgen wieder aufs Neue gekauft werden müssen, könnte eigentlich sehr zufrieden sein. Ein T-Shirt-Hersteller, dessen Kleidungsstücke allabendlich vom Leib verschwinden, wäre sicher darüber ebenso erfreut wie ein Autohersteller, dessen Karossen vom Erdboden verschluckt werden würden.

Doch die Industrie, die eigentlich die nützlichsten Produkte erzeugt, hat ihren ganzen Ehrgeiz darauf verlegt, den Nutzen aus ihren Produkten zu entfernen: den Nährwert. Patente zuhauf werden eingereicht für Nahrungsmittel, die so überflüssig sind, dass der Körper sie absolut nicht braucht. Imitierte Nahrungsmittel, kalorienarm, ohne Fett und Eiweiß. »Die imitierten Nahrungsmittel dieser Art sollen keine Speisen mit Ernährungswert sein, sondern sollen lediglich das Essvergnügen in unbegrenzten Mengen befriedigen«, wie die Firma International Flavors & Fragrances in einer Patentschrift schreibt (DE 36 38 662). Der Weltmarktführer steuert hier natürlich auch Know-How bei, etwa durch diese Erfindung eines Verfahrens »zur Herstellung von Obst-, Gemüse- oder

Gewürz-Schaumspeisen« mit geringem Nährwert: Essen aus Luft gewissermaßen.

Fehlt zur Luft nur noch die Liebe. Und dafür kann der Geschmack sorgen. Der Geschmack ist die Verkaufshilfe, damit die Kundschaft die eigentlich nutzlosen Erzeugnisse trotzdem erwirbt.

Die Industrialisierung des Geschmacks machte einen alten Menschheitstraum wahr: die Emanzipation von der Natur. Und das gleich in doppelter Weise. Der synthetische Geschmack emanzipiert die Speisen von ihren natürlichen Zwecken im Körper: Sie können völlig folgenlos durchflutschen und hinterlassen dennoch einen Hauch von Eindruck, ein Aroma. Und sie sind, endlich, emanzipiert von natürlichen Rohstoffen. Der Erdbeerjoghurt simuliert Früchte, die nicht da sind, und umgibt sich dennoch mit jenem Hauch, der in der Natur war. Nun ist der Mensch seinerseits immer noch auch ein Naturwesen und lebt, wie die anderen Lebewesen auch, indem er isst und trinkt. Erdbeeren zum Beispiel, Hühner, Suppen. So besorgt er sich die Lebensenergie, so hält er seine Organe in Schwung und seinen Geist in Bewegung. Der Mensch ist darauf angewiesen, dass in den Lebensmitteln das enthalten ist, was er fürs Leben braucht.

Die Lebensmittel sind für den Menschen gewissermaßen das, was das Benzin fürs Auto ist.

Nun würde niemand mit seinem Auto Experimente wagen, zum Beispiel etwas in den Tank kippen, was nur wie Benzin riecht, in Wahrheit aber, sagen wir, Wasser mit Benzin-Aroma ist. Selbst wenn es naturidentisches Benzin-Aroma ist: Das Auto fährt, würden wir empört sagen, ja schließlich mit der Energie aus dem Benzin. Ganz sicher ginge das Auto kaputt, wenn man Wasser einfüllen würde, auch wenn das röche wie Benzin.

Geschmack und Geruch informieren uns darüber, wie etwas

beschaffen ist. Der Geschmack kommt ja gemeinhin aus den einzelnen Substanzen, bei einer Bouillon beispielsweise, die auch »Kraftbrühe« genannt wird, aus dem Fleisch, aus Sellerie, Möhren, Zwiebeln, Lauch. Wenn der Mensch nun, mit den Mitteln der Chemie, nur vorgespiegelt bekommt, er äße Bouillon, in Wahrheit aber isst er eigentlich nur Wasser mit chemisch erzeugten Geschmacksillusionen, dann fehlt ihm etwas, nämlich all das, was Kraft macht. Und sein Körper nimmt, langfristig, Schaden.

Überdies kann er auch Schaden nehmen, weil manche Mittel der Geschmacksmanipulation Gift sind für den Körper, jedenfalls in größeren Mengen. Zum Beispiel der sogenannte Geschmacksverstärker Glutamat, der in praktisch jeder Tütensuppe, in so gut wie jeder Wurst, in Kartoffelchips, Maggifix und Knorrfix, in jedem Brühwürfel enthalten ist – und, neueren Studien zufolge, die Körperfunktionen stört, zu Übergewicht führen und sogar das Hirn schädigen kann: Sogenannte neurodegenerative Erkrankungen wie Alzheimer, Parkinson oder sogar die Multiple Sklerose können, so beweisen zahlreiche wissenschaftliche Untersuchungen, durch Glutamat befördert werden – was die Hersteller, gestützt auf häufig von ihnen gesponserte Studien, natürlich bestreiten (siehe: Hans-Ulrich Grimm: Die Ernährungslüge. Wie uns die Lebensmittelindustrie um den Verstand bringt).

Im Geschmack liegt die Seele der Speisen. Wer den Geschmack manipuliert, verändert nicht irgendwelche Äußerlichkeiten, sondern macht sich am Wesen der Lebensmittel zu schaffen, täuscht nicht vorhandene Qualitäten vor, führt die Esser hinters Licht. Wer Essen nachmacht oder verfälscht, wer die Nahrung verändert mit den Mitteln der Technologie, greift tief ein ins Leben der Menschen, beeinflusst ihren Körperbau, ihre Hirnfunktionen, ja sogar die Gedanken und Gefühle. So wie Alkohol und andere Drogen, wie jeder weiß, die Befindlichkeit beeinflussen, so wirken auch die ganz normalen und auch die künstlichen Essensbestandteile auf das Gehirn. Und richten dort, wenn es dumm läuft, Schaden an.

Die Menschen wissen all das nicht. Sie vertrauen darauf, dass der Staat sie schützt. Zu Unrecht: Der Staat hat längst kapituliert, kann in der schönen neuen Welt des industrialisierten Essens nicht mehr für die Unbedenklichkeit dessen garantieren, was die Menschen verzehren. Die Menschen sind auf sich selbst gestellt, selbst dafür verantwortlich, was sie zu sich nehmen, ob es ihnen schadet oder guttut (siehe Kapitel 5).

Instinktiv wissen die Menschen, dass ihnen die viele Chemie im Essen nicht guttut. Sie »leiden an verschiedenen Symptomen der Chemophobie«, klagte ein Aromafabrik-Manager in einem Artikel über »Die Zukunft des Geschmacks-Geschäfts« im Fachblatt *Food Ingredients & Processing International.* Vielleicht ist es darum eine besondere Form der Rücksichtnahme, dass die Designer der Food-Fabriken die Verbraucher nicht allzu sehr mit den oft hässlichen Zutaten behelligen wollen, auch nicht den Umstand allzu laut hinausposaunen möchten, dass sie mittels Aromen am Geschmack manipuliert haben. Und darum nur ganz klein, verschämt fast und ganz weit hinten, über die Zutaten Auskunft geben. Vermutlicher europäischer Rekordhalter in Zutaten-Miniaturisierung ist der Danone-Konzern mit einem französischen Produkt, bei dem vorne riesengroß BIO draufsteht und riesige Ähren abgebildet sind: Es handelt sich um ein Milchprodukt mit besonders vielen gesunden Ballaststoffen und angeblich immunstärkenden Bakterienkulturen. Dass der Geschmack auch hier maßgeblich vom Aroma stammt, ist leicht zu übersehen, in der Zutatenliste hinten.

INGRÉDIENTS:
Lait entier, sucre (8,2 %),
céréales réhydratées: blé,
avoline (3 %), lait écrémé en
poudre, crème, inuline
(fibres alimentaires), sirop
d'extrait de malt, fructo-
oligosaccharides, jus
concentre de raisin, noix de
coco ràpés, aròmes,
colorant: caramel ordinaire,
ferments lactiques dont
bindobactérium (bindus
actif). Contient: gluten.
Peut contenir:
arachides

Auch sehr raumsparend hat der deutsche Pfefferminzhersteller Vivil sein »natürliches Pfefferminz« (»ohne Zucker«) gestaltet. Dass da nicht sehr viel Natur drin ist, zeigt hinten eine Liste mit winzigen Lettern:

Zutaten: Sorbit 82 %), Xylit (16 %),
pflanzliches Öl, Trennmittel: Magnesiumstearol,
natürliches Pfefferminzöl, Süßstoff: Aspartam,
Aromen. Enthält eine Phenylolaninquelle

Nach einer Studie des Nahrungs-Multis Knorr (»Pfanni«, »Mondamin«, »Dextro Energen«) lehnen 60 Prozent der Verbraucher »künstliche« Aromastoffe ab. Die Firma hält die Studie lieber unter Verschluss, denn sie hat für die Lebensmittelfabriken ja eigentlich eine unangenehme Konsequenz: Was die Verbraucher ablehnen, sollte auch nicht auf den Markt kommen. Und wenn sie lieber natürliche Sachen essen wollen, sollte man ihnen eher diese anbieten.

Doch im Zeitalter der Emanzipation des Essens von der Natur ist es mit natürlichem Essen auch so eine Sache. Denn die Grenzen zwischen den Erzeugnissen aus den Labors und jenen aus Feld und Flur sind aufgehoben. Chemiker und Biologen können die Natur im Labor nachahmen, und auch die Pflanzen und Tiere draußen im Feld sind längst für industrielle Nutzung zurechtgetrimmt, werden mehr und mehr manipuliert bis hin zu gentechnischen Eingriffen. Wir leben, so eine Studie der Nürnberger Gesellschaft für Konsumforschung im Auftrag des Nahrungs-Multis Nestlé, im Zeitalter der »künstlichen Natürlichkeit«, in der auch die Natur eine Natürlichkeit »aus zweiter Hand« sei.

Da die Kunden dennoch hartnäckig an ihrer technikfeindlichen Tischkultur festhalten und immerzu »Natur« wollen, hat die internationale Gemeinschaft der Lebensmittelerzeuger im vertrauten Zusammenwirken mit Gesetzgebern und Gremien eine weltweit gültige Spezialsprache entwickelt. Sie gilt ausschließlich auf den Schildchen, die die Fabrikerzeugnisse schmücken. Der Wortschatz ist übersichtlich, um den Verbraucher nicht mit der Wahrheit zu verwirren, die er ohnehin nicht hören will. Und sie verwendet besondere Sorgfalt auf die semantische Gestaltung der Leitsubstanz: Aroma.

Und so lautet die wichtigste Vokabel in dieser neuen Geheimsprache, die von führenden Etikettendichtern entwickelt wurde, vielfachem Kundenwunsch folgend: »Natur« oder »natürlich« oder ähnlich vertrauenerweckend klingende Abwandlungen. Zu vermeiden ist auf jeden Fall das schreckliche Wort »künstlich«.

Der Gesetzgeber hat den Geheimcode abgesegnet, aber mit der Einschränkung, dass er wirklich nur auf den Etiketten verwendet wird, die die Verbraucher zu lesen kriegen. Wenn hingegen die Industriellen untereinander mit ihren Geschmackspülverchen handeln, müssen sie Klartext reden. Sie sollen ja schließlich wissen, was sie ins Essen mischen.

Das Verfahren ist konsequent: Wenn schon der »Geheimdienst« beim Bäcker in der Backstube sitzt, muss auch ein branchenüblicher Verschlüsselungscode verwendet werden, der gewisse Geheimnisse sorgsam schützt. Und der darf, natürlich, nicht publik werden. Sonst wäre der Feind ja im Bilde.

Der Feind?

Bislang galt der Kunde doch als König. Das ist er sicher immer noch. Nur eben, wie sich jetzt zeigt, im gegnerischen Reich.

2. Organisierter Etikettenschwindel: Das Kennzeichnungsrecht

Vom Segen der Natur: Über das Kunststück, australischen Sägespänen das »natürliche« Aroma von Erdbeeren zu entlocken. 12=600. Welch akrobatische Leistungen ein Etiketten-Poet vollbringen darf. Dichterische Freiheit und die unschöne Wahrheit.

Für ein Huhn ist das eigentlich keine schöne Umgebung. Keine Körper, keine Leiter, kein Auslauf, stattdessen hässliche Fässer, ein Labyrinth von Röhren, Säcke voller Chemikalien. Doch Tierschützer können beruhigt sein. Kein Gockel hat hier je gekräht, keine Henne je gegackert. Gleichwohl hat die Firma »Hunderte Hühner« im Angebot, sagt Günter Matheis, ein leitender Angestellter.

Er meint das nicht so. Der Mann könnte mit flatterndem Federvieh gar nicht viel anfangen: Er ist Chemiker von Beruf und hat ein berufsbedingt eingeschränktes Bild von so einem Tier. Er produziert, um genau zu sein, nur den Geschmack von Huhn, versorgt damit Kunden wie Maggi und Knorr. Und das geht heutzutage ganz ohne Gockel, einfach mit einer gewissen Menge Chemikalien.

Die Begriffe haben sich ein bisschen verändert in der neuen Welt des Essens, der »virtuellen Realität des Dufts und Geschmacks«, wie das amerikanische Kulturwissenschaftler nennen.*

* Constance Classen, David Howes, Anthony Synott: Aroma. The cultural history of smell. London and New York: Routledge, 1994.

Wie der Geschmack sich gelöst hat von seinem Ursprung, haben sich auch die Wörter von ihrer herkömmlichen Bedeutung gelöst. Da haben sich viele Koordinaten verschoben, unmerklich. Schon geographisch: War früher Frankreich weltweit führend, Paris die europäische Kapitale der Kochkunst, ist es beim Kunstkochen – Holzminden. Holzminden ist heute die europäische Hauptstadt des Geschmacks. Nirgendwo sonst gibt es so viel davon an einem Ort.

Dabei lag die 22000-Einwohner-Gemeinde im Kosmos der Kulinarik eher am Rande. Die Gegend zwischen Göttingen und Bielefeld, zwischen Harz und Teutoburger Wald, Weserbergland genannt, ist für Feinschmecker eine tote Zone. Sogar das beste Restaurant am Platze, »Hellers Krug«, gilt, gemessen an den herkömmlichen kulinarischen Koordinaten, als bloße Mittelklasse. Über Champagnersenfsuppe und einen Fisch namens Hoki rümpft der *Guide Michelin*, in der Alten Welt des Wohlgeschmacks ein anerkannter Wegweiser, bloß die Nase, entzog ihm schon 1997 den Stern, der das untere Ende der Oberklasse markiert, und behielt ihn fortan ein.

Dem Ruf des Ortes in der neuen Welt des Geschmacks hat das nicht geschadet. Die Stadt reizt die Sinne nicht nur des Feinschmeckers, sondern jedes Fremden, der kommt: Ein dominanter Duft liegt in der Luft, mal nach Himbeeren, mal nach Erdbeeren. Und manchmal hängt auch ein heftiger Hauch von Kaugummi über den Häusern.

Genaugenommen handelt es sich um Emissionen. Der Duft entweicht den Fabriken, die hier Aroma produzieren. Tonnenweise, industriell genormt und von immer gleicher Güte. Symrise heißt das Unternehmen, ein Gigant des Geschmacks, es zählt, mit einem Marktanteil von über 10 Prozent, zu den vier größten Produzenten von Aroma-Illusionen auf der Welt. Symrise, das ist ein Kunstname, geschaffen für die Firma, die aus der Fusion zweier Gesellschaften hervorgegangen ist.

Und sie hat in einem ganz neuen Prospekt nach dem Zusammenschluss auch einen wahren Satz getan: »Genuss ist eine Frage der Phantasie.« Mit der Wirklichkeit hat der Genuss leider nicht mehr viel zu tun – dank Symrise und all den anderen Aroma-Kreativen. Dragoco hieß die eine, Haarmann & Reimer die andere, sie war bis zur Fusion eine Tochter des Chemieriesen Bayer. 5800 Leute produzieren in den Holzmindener Fabriken und den 30 Produktionsstätten rund um den Globus 7000 verschiedene Geschmacks-Komponenten und setzen damit über 1 Milliarde Euro um.

In der Sphäre des industrialisierten Wohlgeschmacks sind Unternehmen wie jenes aus Holzminden ungleich einflussreicher, als es ein einzelner Koch jemals war. Trendsetter sind heute nicht die Künstler am Herd, sondern die Chefs im Labor. Der Geschmacksriese aus dem Holzmindener Hügelland ist dabei der Pionier bei der globalen Umwandlung des sinnlichen Empfindens. Sushi-Fans aus Tokio, Steakfreunde aus Buenos Aires, Entenfans aus Peking und Curry-Liebhaber aus Karatschi stellen sich um – auf Chemikalien aus dem Labor, die Geschmack vortäuschen, wo keiner ist. Food is local, sagen sie bei den Verpflegungs-Multis wie Nestlé. Der Geschmack eines Produkts hat sich an lokalen Vorlieben zu orientieren. Eine 5-Minuten-Terrine für Polen schmeckt anders als eine für Deutschland, sogar die britische schmeckt anders als die für Irland. Die Geschmacks-Chemie allerdings ist globalisiert, die Aroma-Illusionen bestehen überall aus den gleichen Laborprodukten. Von Argentinien bis Australien, von China bis Kanada, von Singapur bis Südafrika. Kaum ein Zentrum im globalen Dorf, in dem nicht die Pülverchen und Säfte fürs moderne Massenmenü erhältlich wären: Die Holzmindener Geschmäcker sind überall auf der Welt zu haben, in Hongkong. Bangkok, Mailand, Wien, Barcelona, Caracas, Bogota, Zürich – überall weht der Duft der neuen Welt. Auch

IFF, der Weltmarktführer aus New York, beliefert den ganzen Globus, und Frankreichs Robertet, Aromaproduzent aus der provencalischen Parfüm-Kapitale Grasse, hat Filialen von Japan bis Brasilien, von Mailand bis Mexiko, von Barcelona bis Buenos Aires.

Am Anfang der schönen neuen Welt des Kunstgeschmacks standen Quereinsteiger, unvoreingenommene, unkonventionelle Köpfe. Sie revolutionierten den Geschmack der Zeit. Und beide wirkten in Holzminden, der europäischen Kapitale der neuen Künstlichkeit beim Essen.

Dem Forscher Dr. Wilhelm Haarmann gelang 1874 ein folgenschweres Kunststück: Er fand einen synthetischen Ersatz für Vanille, nannte es Vanillin, gründete auch gleich eine Fabrik und hob damit, so die Firmenchronik, »einen völlig neuen Industriezweig aus der Taufe«.

Dragoco-Gründer Carl Wilhelm Gerberding, ein Friseur mit innovativen Neigungen, erwarb sich Unsterblichkeit mit einer Tinktur zu doppeltem Nutzen: Er mischte verschiedene Substanzen zusammen und verkaufte sie als Haarwasser. Das brachte nicht nur die Haartolle in Form, sondern auch tolle Gefühle, bei inwendigem Gebrauch. Denn: »Das Gemisch konnte man trinken«, so erzählte Gründer-Enkel Horst-Otto Gerberding einem Reporter der *Süddeutschen Zeitung*. 1919 entstand, als »kleiner Hinterhofbetrieb« *(Süddeutsche Zeitung)* die »Dragon Company«, ein Name, der späterhin bei der Expansion in Asien noch wertvolle Dienste leisten sollte.

Das Gemisch des Friseurs zeigte schon jene hervorstechende Eigenschaft, die den epochalen Umbruch markierte: die Emanzipation von Natur und Überlieferung. Im traditionellen Gebrauch ist beispielsweise ein Haarwasser ein Haarwasser und ein Himbeerschnaps ein Himbeerschnaps. Eine Seife säubert die Armhöhlen, und eine Erdbeere dient als Dessert.

Doch mit dem Gebräu des Friseurs begann die Entgrenzung, wurden die Dinge aus ihrer vormodernen Eindimensionalität gelöst. Ihre scheinbare Daseinsbestimmung wurde aufgehoben, unendliche Möglichkeiten taten sich auf.

Was einst die Grenzen der Phantasie gesprengt hätte, ist heute Stoff für nüchterne Wirtschaftsmeldungen aus dem Lebensmittel-Business. So meldete im Juli 2005 die norwegische Firma Borregaard, ein Zulieferer der Lebensmittelindustrie, dass steigende Rohölpreise die Nachfrage nach Vanille-Geschmack aus Holz explodieren ließen. Das Kunst-Aroma aus Erdöl sei nun zu teuer. Borregaard, Spezialist in Vanille-Geschmack aus Holz, freute sich über eine Steigerung der Nachfrage um 28 Prozent binnen 12 Monaten.

In Holzmindener Labors machen sie aus Holz Erdbeeraroma. Genauer: aus Sägespänen, verrät stolz einer der Herren dort.

Man nehme also Sägespäne, genauer: australische Sägespäne. Ginge Sägemehl auch? Nein, sagt lächelnd der Mann, Sägespäne sollten es schon sein. Man füge Alkohol hinzu und Wasser, dazu einige andere Zutaten (geheim, geheim!) und rühre es zu Brei. »Das kocht man ein wenig«, sagt der Künstler aus dem Kreis jener Kompositeure, die jetzt zum Symrise-Konzern gehören. Und bald schon »habe ich ein schönes, natürliches Aroma« von Erdbeeren. Mit leicht verändertem Rezept können die mutierten Späne auch als Himbeeraroma durchgehen, Kakao, Schokolade oder Vanille vortäuschen.

Vortäuschen? Das ist ein falsches Wort, denn die Täuschung des Verbrauchers ist in Europa verboten. Zuwiderhandlung kann sogar mit bis zu einem Jahr Gefängnis bestraft werden. Es handelt sich indessen auch nicht um Betrug. Denn derlei schlichte Vokabeln aus dem Wortschatz der unkundigen Konsumenten haben im Code der diskreten Diener keinen Platz.

Dass die wohlklingenden Namen auf den bunten Packungen nichts mit dem Inhalt zu tun haben müssen, hat sogar der Europäische Gerichtshof ausdrücklich erlaubt.

Es ging um Sauce béarnaise und Sauce hollandaise, jene Klassiker der einen Küche, die, mit Butter und Eigelb sachte im Wasserbad angerührt, Rinderfilets, Fisch oder Spargel begleiten. Ein Päckchensaucenfabrikant hatte statt der guten Butter schlichtes Pflanzenfett genommen und statt teurer Eier den Farbstoff E 160 F. Deutsche Behörden waren dagegen. Sie hatten den traditionalistischen Standpunkt eingenommen, dass das, was Sauce béarnaise oder hollandaise heißt, auch das sein sollte, was Generationen von Köchen und Restaurantbesuchern darunter verstehen. Die pingeligen Deutschen mussten sich vom obersten europäischen Gericht eines Besseren belehren lassen. Im mittlerweile klassischen und vielzitierten Urteil vom 26. Oktober 1995 entschied die Fünfte Kammer des Gerichts in Luxemburg, dass die Pflanzenfett-Farbstoff-Pampe ruhig unter den klangvollen klassischen Saucenbezeichnungen verkauft werden darf, auch wenn etwas völlig anderes drin ist, als die Kunden erwarten. Die könnten ja schließlich das Kleingedruckte lesen, meint das Gericht: »Zwar werden die Verbraucher möglicherweise in Einzelfällen irregeführt, jedoch ist diese Gefahr gering.« Es sei, so das Urteil, »nämlich davon auszugehen, dass Verbraucher, die sich in ihrer Kaufentscheidung nach der Zusammensetzung der Erzeugnisse richten, zunächst das Zutatenverzeichnis lesen«. Dass dort auch oft Poesie formuliert wird, haben die Richter mal beiseitegelassen.

Alle Macht der Phantasie!

So ist höchstrichterlich bestätigt: Bei den Texten auf den Waren herrscht dichterische Freiheit. Und dabei ist es natürlich müßig, eine Wirklichkeit dahinter zu suchen: Dichtung ist Dichtung, und Wahrheit ist etwas anderes.

Ein besonders eindrucksvolles Beispiel für solche Poesie ist das Etikett des berühmten Tomatenketchups Marke »Heinz«. Dieses Etikett enthält in dunkelgrüner Schrift eine kurze, aber rätselhafte Aufschrift: »57 Varieties.« Was das denn nun bedeute, wollte ein Mitarbeiter des Magazins der *Süddeutschen Zeitung* von Tom McGough, General Manager von Heinz Würzen und Saucen, wissen. Tom MacGough erklärte die Sache mit den 57 Varieties so:

»Vor vielen Jahren sah unser Gründer H.J. Heinz in einem New Yorker Schuhgeschäft ein Schild ›27 Varieties‹ von Schuhen. Das hat ihm so gut gefallen, dass er ›57 Varieties‹ aufs Logo schrieb. Das hatte nichts mit der Anzahl von Heinz-Produkten zu tun. Er fand, dass die 57 eine schöne Zahl war, die Vielfalt symbolisierte.«

Eine schöne Geschichte, die zeigt, weshalb gewisse Angaben aufs Etikett kommen: Sie sind einfach schön, und schöne Dinge gönnt eine Firma ihren Kunden gern.

Besonders schön finden viele Kunden die Natur. Denn der Begriff »Natur« hat in Konsumentenohren einen »sehr positiven Beiklang«, schrieb das Fachorgan *The European Food & Drink Review*. Alles was nach »künstlich« klingt, ist hingegen von Schaden für die Firmen, die etwas verkaufen wollen: Das »hat negative Auswirkungen auf die Akzeptanz des Produktes beim Käufer«, wie das Blatt weiß. Das hatte ja auch die Studie ergeben, die bei der Firma Knorr unter Verschluss gehalten wird.

Nun könnte das für Schwierigkeiten sorgen. Denn die rohe, unverfälschte Natur liefert Dinge, die für die maschinelle Verarbeitung vom Schöpfer nur ungenügend vorbereitet worden sind. Eine normale Zwiebel beispielsweise, am heimischen Herd Grundstoff etwa für Suppen und Saucen, stellt die Industrie vor ziemliche Probleme, sagt einer der Fachleute aus dem Holzmindener Geschmacks-Imperium: »Mit so einer

Zwiebel kann doch eine Firma wie Knorr gar nicht arbeiten.« Sie ist von wechselnder Größe, je nach Ursprungsort und Klima von variablem Geschmack, zudem verderblich. Lauter natürliche Eigenschaften, die den industriellen Verarbeitungsprozess stören.

Die Geschmacksfabriken haben die unzureichende Natur ein bisschen korrigiert, optimiert, ein paar Mängel ausgeglichen. Die Aromakünstler aus Holzminden etwa freuten sich sehr, ihren selbstkomponierten Käsegeschmack so anbieten zu können, wie es den Konsumentenwünschen entspricht. Er erscheint auf dem Etikett so, wie die Käufer das gern haben, verkündet freudig der Prospekt aus der Aromafabrik: »Die Deklaration ist denkbar günstig: In den meisten Ländern und Anwendungsgebieten ist die Deklaration ›natürlich‹.«

Doch während echter Käse sich während seines Daseins verändert, zerläuft, schimmelt, irgendwann streng schmeckt, bleibt der nachgebildete Käsegeschmack immer gleich: »Unsere natürlichen Käsearomen haben eine standardisierte, stabile geschmackliche Qualität. Sie reifen nicht nach, selbst nach mehrmonatiger Lagerung verändern sie nicht ihren Charakter.«

Das ist eine ganz neue Natur, in der es keinen Verfall gibt, kein Sterben – und daher auch kein Leben. Für diese neue, virtuelle Natur ist der neue, virtuelle Käse gleichsam maßgeschneidert: »Käseimitate gewinnen in vielen Märkten an Bedeutung«, so weiß der Prospekt: »Ihnen den typischen und ausgereiften Geschmack eines natürlichen Käses zu geben, ist mit diesen Aromen möglich.«

Die Leute von der Firma Ocean Spray, einem amerikanischen Zulieferer der Nahrungsindustrie, hatten der Neuen Natur eine ganz eigene Note gegeben. Sie haben Früchten gewissermaßen die Fähigkeit zur Schauspielerei vermittelt. Ein Prospekt der Firma zeigt prall und glänzend eine Kirsche, eine

Himbeere, eine Erdbeere, eine Heidelbeere. »Unsere Fruchtstückchen mit natürlichem Fruchtaroma schmecken so gut wie erwartet«, verkündet der Prospekt: »Sie sind nur etwas vielseitiger.« Denn: »Sie haben die Farbe der Früchte, das Aussehen der Früchte, und sie schmecken wie die richtigen Früchte. Aber sie sind viel stabiler und belastbarer als die richtigen Früchte.«

Das liegt daran, dass es sich um ganz andere Früchte handelt: Preiselbeeren. Die sind robuster, und dass sie nicht schmecken wie Erdbeeren oder Kirschen, das macht ja nichts: Dank einem »patentierten Verfahren« werden die Preiselbeeren mit Hilfe von »natürlichen Fruchtaromen« so umgeschult, dass sie später, etwa in Backwaren, als Erdbeeren, Kirschen, ja sogar als Pfirsich und Orange auftreten können: »Selbst Produkte, die bei der Herstellung rigorosen Verarbeitungsbedingungen ausgesetzt sind«, könnten Geschmack und Anmutung »von natürlichen Pfirsichen und Orangen behalten, damit den Verbrauchern das Wasser im Munde zusammenläuft«.

Diese Neue Natur, die künstliche Natürlichkeit, ist die Welt, in der die Etikettendichter schon leben. Diese Welt hat, wie von jeher in der Dichtung, gewisse Berührungspunkte mit der realen Welt, sonst wäre die Poesie ja völlig unverständlich.

Die Sägespäne, aus denen die Künstler der Holzmindener Labors ihr Erdbeeraroma gewinnen, entstammen australischen Bäumen – sind also unzweifelhaft natürlichen Ursprungs. Auch das Rizinusöl, aus dem die Chemiker von BASF ein feines Pfirsich-Aroma herauskitzeln, ist reine Natur, gepresst aus Samen von *Ricinus communis*, der Christpalme. Und auch der Pilz *Trichoderma viride* ist ein anerkanntes Mitglied der Natur, wenngleich er oft übersehen wird, denn er lebt im Erdboden. Wenn er neuerdings dann, dank einer jahrtausendelang übersehenen Nebenbegabung, Kokosaroma produziert, ist dies natürlich ebenfalls natürlich.

Biologen und Chemiker haben ungleich bessere Möglichkeiten zur Geschmackserzeugung als Hausfrau und Hausmann am heimischen Herd. Bei der Firma Food Ingredients Specialities (FIS) aus der Schweiz etwa nehmen sie Erdnussreste und Weizenkleber, kippen nacheinander Salzsäure und Natronlauge drüber – und riechen dann mal probeweise daran. Das Erzeugnis kann nach Salami oder Schweinefleisch schmecken, es wird dann in Gläschen gefüllt und als Geschmacksersatz verkauft.

Wundersame Erzeugnisse kommen mit solch modernen Methoden zustande. Die sächsische Filiale des US-Aromafabrikanten Bell Flavors & Fragrances sieht sich beispielsweise in der glücklichen Lage, ein »natürliches Aroma« vom »Typ Rinderbraten« anbieten zu können, das so wenig mit einem natürlichen Rind zu tun hat, dass sie es speziell für Vegetarier empfiehlt. So kommt endlich Abwechslung ins dröge Vegetarierleben: Bell, in den USA nach eigenen Angaben Marktführer bei Aromen für Vegetarier, hat für diese Kundschaft auch »Natürliches Aroma Typ Suppenhuhn«, »Natürliches Aroma Typ gebratenes Huhn« oder, für die Filet-Freunde unter den Fleischgegnern, »Natürliches Aroma Typ Lende« im Sortiment.

Für den Laien ist das eine Welt, in der eine gewisse Verwirrung herrscht, in der Natürlichkeit und Künstlichkeit eine undurchsichtige Verbindung eingehen.

Für die Lebensmittelindustrie hat diese Neue Natürlichkeit zweifellos Vorteile: Die Dinge werden billiger. 1 Kilo Vanillepulver aus der echten Pflanze kostet etwa 2000 Euro, eine gleich wirksame Menge synthetischen Vanille-Geschmacks nur 10 Euro. Und: Die Imitate werden stetig billiger. So sank etwa der Preis für einen bestimmten Pfirsich-Geschmacksstoff von 20000 US-Dollar pro Kilo Anfang der achtziger Jahre auf 1200 US-Dollar Mitte der Neunziger. Dank des offensichtlichen Preisvorteils und des zunehmenden Bedarfs an »natürlichen« Aromastoffen liegt der Schwerpunkt von Forschung und Produktion mittlerweile auf diesem Gebiet. Denn wenn, wie ehedem, zur Gewinnung von Geschmack mühsam Vanilleschoten, Kirschen und Pfirsiche gepflückt, ausgepresst, versaftet, konzentriert und getrocknet werden müssen, schwindet der Preisvorteil.

Schimmelpilze und Bodenbazillen sind da zweifellos oft die billigeren Lieferanten. Zitronensäure beispielsweise, einer der wichtigsten Geschmacksstoffe, etwa für Erfrischungsgetränke wie Cola, wird heute fast ausschließlich aus den Ausscheidungen dieser Kleinstlebewesen gewonnen. Wer will in den Fabriken schon mühsam Zitronen auspressen, wenn ein Schimmelpilz die Frische-Säure viel preisbewusster ausspuckt. Bei manchen allerdings muss noch mal der Ingenieur eingreifen, bevor die kleinen Gesellen für die industrielle Geschmackserzeugung eingesetzt werden können: Sie scheiden zwar oft willig Geschmack aus, sind aber leider zu langsam. Da muss dann das Geschmacks-Gen auf eine an Fabrikarbeit gewöhnte, leistungswillige Industriemikrobe übertragen werden.

Für den Konsumenten, der zum Früchtejoghurt greift, ändert sich dadurch überhaupt nichts: Sowohl Industriemikroben als auch Schimmelpilze und Bodenbazillen sind ja allesamt natürliche Lebewesen, also ist auch das Aroma, das aus ihren Ausscheidungen gewonnen wird, »natürlich«.

Wer mit der Neuen Natürlichkeit noch nicht so ganz vertraut ist, wird an dieser Stelle argwöhnisch. Die *Wirtschaftswoche* beispielsweise meinte, »die Kennzeichnung ›natürlich‹ ist für den Verbraucher irreführend«, wenn »selbst bio- oder gentechnisch gewonnene Aromen« sich »mit dem Etikett schmücken« dürfen.

Der Geschmackshersteller Dragoco hingegen, der jetzt im Konzern Symrise aufgegangen ist, lobte in einer Werbebroschüre die »Übersichtlichkeit« für den Verbraucher, wenn nur »Aroma« oder »natürliche Aromen« auf dem Etikett steht. Den »Fachleuten aus der Nahrungsmittelindustrie« gebe das Unternehmen »darüber hinaus eine Fülle von Informationen« über ihre Geschmacksrezepturen.

Ein amerikanisches Unternehmen namens Senomyx, so meldete die *New York Times* im Frühjahr 2005, arbeitet an einem neuen Mittel zur Geschmacksmanipulation, das nach gar nichts schmeckt, aber direkt an den Geschmackszellen eine spezielle Illusion – salzig, beispielsweise – erzeugt, ganz ohne den entsprechenden Stoff – Salz etwa – zu enthalten. Kraft Foods, Nestlé, Coca-Cola und Campbell-Suppen hätten laut *New York Times* schon Verträge mit den Geschmacks-Gauklern von Senomyx, die stolz darauf sind, dass ihre Chemikalie auf dem Etikett nicht eigens aufgeführt werden muss, sondern unter »Aroma« versteckt werden kann: »Wir helfen den Firmen, ihre Etiketten zu säubern«, sagt Kent Snyder, ein Top-Manager der Firma.

Wie bei jedem gebräuchlichen Geheimdienst-Code müssen die Kundigen die Chiffren entschlüsseln können. Die Kunden, die immer nur »Natur« haben wollen, bekommen diese auf dem Label serviert. Die Kundigen in der Industrie erfahren hingegen genau, ob es sich um ein Erzeugnis der Neuen Natur handelt oder um eines, das traditionell an Bäumen oder Sträuchern oder im Acker gewachsen ist.

Das klingt allerdings etwas ungewöhnlich: Der Heidelberger Fruchtzusatz-Lieferant Rudolf Wild beispielsweise bietet »rein natürliche FTNF-Aromen«. Die Firma Fideo, eine Tochter von Food Ingredients Specialities, preist in Anzeigen ein »Natürliches Brokkoli Aroma WONF«. FTNF? WONF?

Der Unterschied liegt in der Nähe des Natürlichen zur Natur: WONF-Aromen, das sind jene, bei denen beispielsweise Sägespäne zu Erdbeergeschmack werden oder Bodenbazillen den Geschmack ausspucken. WONF heißt: »With other natural flavours«, mit anderen natürlichen Aromen. FTNF hingegen sind jene, bei denen tatsächlich die Erdbeere für den Erdbeergeschmack verantwortlich ist und ein Pfirsich fürs Pfirsicharoma: »From the named fruit«, von der namengebenden Frucht.

Mit solchen Feinheiten werden die Verbraucher in Europa nicht verwirrt, auch wenn es sie vielleicht interessieren könnte, ob sie grade an den Ausscheidungen eines Mikro-Lebewesens kauen oder an konzentrierten Himbeeren.

Die Konsumenten in Amerika hingegen erfahren Genaueres. Denn dort, so ein Aufsatz eines Symrise-Fachmanns zum Thema »Die Kennzeichnung von Aromen in den Vereinigten Staaten«, herrscht mehr Ehrlichkeit: »Es soll durch Zusatz eines Aromas nicht der Anschein erweckt werden, dass das Endprodukt wertvollere Zutaten enthält, als dies tatsächlich der Fall ist.«

Das soll auch unlauteren Wettbewerb verhindern: Kein Konzern soll sich in den USA durch billigen Aroma-Bluff einen Vorsprung im Konkurrenzkampf erschwindeln. Und Chemie-Aroma spart viel Geld. Beispiel Zitrone: Für den Zitronengeschmack gibt es laut Dragoco-Broschüre zwei Quellen: Einerseits Zitronenöl – Kostenpunkt 200 US-Dollar pro Pfund. Andererseits Lemongrasöl oder eine Substanz namens Litsea Cubeba, ebenfalls natürlichen Ursprungs – Kosten: 8 Dollar pro Pfund. Der Hersteller, der hier gespart und ein bisschen vom Billigen hineingekippt hat, muss dies auch auf dem Etikett vermerken – und zwar vorne: »With other natural flavours.«

Amerika, du hast es besser? Zumindest hat Amerika ein ungezwungeneres Verhältnis zu Kunststoffen. Die US-Zivilisation, von europäischen oder asiatischen Kritikern gern als Plastikwelt geschmäht, sieht darin nichts Schlechtes. Sie erkennt die Existenz von Kunststoffen an – und zieht eine scharfe Trennlinie zwischen ihnen und der Natur. Eine Verklärung von Natur, gar die Schaffung von Pseudo-Natur wie in Europa bei den »natürlichen« Aromen, hat dort keinen Platz. Der Gesetzgeber zieht eine klare Grenze – und berücksichtigt dabei sogar die Umgangssprache. Der Geheimcode der Nahrungsmittelindustrie findet dort seine Schranken, wo er auf umgangssprachliche Empfänger stößt: am Etikett. Die schlichte Weisheit, dass Sägespäne Sägespäne und Erdbeeren Erdbeeren sind, liegt den US-Etikettierungsvorschriften zugrunde.

Denn der US-Verbraucher hat nach Meinung des US-Gesetzgebers »ein Anrecht auf eine Terminologie, die klar unterscheidet zwischen dem Einsatz eines natürlichen Aromas, das aus der betreffenden Produktart selbst gewonnen wurde, und natürlichen Aromen, die aus anderen Quellen stammen«, (US-Aromenkennzeichnungsverordnung, Präambelkommentar 23).

Die Geschmackszutaten, so der simple Grundsatz, müssen »wahrheitsgemäß« ausgewiesen werden. Ein Erdbeerjoghurt, der seinen Geschmack ausschließlich Sägespänen verdankt, muss daher als »künstlich aromatisiert« bezeichnet werden – selbst wenn das Sägespan-Aroma auch nach US-Gesetz als »natürlich« gilt. Das ist ein bisschen kompliziert. Aber: Der Verbraucher soll ja nicht in die Irre geführt werden.

So finden sich in US-Supermärkten Produkte zuhauf, die ganz offen, vorn auf dem Etikett in Riesenlettern, ihren Geschmack als Industrie-Aroma outen. Und häufiger als in Europa wird künstlich genannt, was künstlich ist.

Knorr beispielsweise bietet dort seine Fischbouillon-Würfel als »Fish flavor Bouillon« an. Der englische Lebensmittelproduzent Lipton kennzeichnet seine Hühnersuppe, mit Großbuchstaben direkt neben dem Bild von der leckeren Suppe, als geschmacksgetuned: »CHICKEN VEGETABLE FLAVOR« steht da. Die Firma Health Valley, die besonders gesunde Kost verkauft, räumt auf dem Etikett ihrer fettarmen Crackers mit zentimetergroßen Buchstaben ein, dass das Gebäck aus organischem Weizen mit »Käse AROMA« aufgewertet wurde. Campbells Bohnensuppe mit Speck gibt, ebenfalls vorn auf dem Etikett, zu, dass »natürliches Raucharoma hinzugefügt« wurde. Und weil auch die Firma Dannon auf dem Etikett ihres fettarmen Kirschjoghurts einräumt, dass er »WITH OTHER NATURAL FLAVORS« angerührt wurde, weiß der Kundige, dass er nicht nur Kirchen essen wird, sondern auch fremde Substanzen.

Und Maggi, der Klassiker unter den Industrieprodukten, bekennt auf den US-Fläschchen, dass die Würze nicht ganz echt ist: »ARTIFICIAL FLAVOR« steht da, »Künstliches Aroma«, wo in Deutschland nur »AROMA« zu lesen ist.

»Aroma.« Diese Etiketten-Vokabel bietet sich europäischen Food-Produzenten an, wenn sie ihre Geschmackssubstanzen vollsynthetisch erzeugt haben. Dimethylhydroaryfuranon ist so ein Stoff. Chemiker können ihn im Labor zusammenbauen und in der Fabrik in großen Mengen erzeugen. Der Stoff mit dem umständlichen Namen ist ein rechter Tausendsassa, denn er kann ganz unterschiedliche Geschmäcker hervorrufen, je nach Bedarf: »In der Erdbeere macht er Ihnen das Fruchtig-Karamellige, im Huhn das Röstig-Karamellige«, schwärmt ein Aroma-Entwickler aus Holzminden. Für ein Huhn reicht das natürlich nicht allein: 600 verschiedene Geschmacksstoffe sorgen für den echten Hühnergeschmack. Die Welt der chemischen Imitate ist ein bisschen schlichter, den Leuten in Holzminden reichen etwa 12 dieser Chemikalien, um ein Hühner-Aroma vom Typ »-Brat« nachzuahmen.

Ein solches Geschmacks-Gemisch aus dem Labor muss allerdings nicht als synthetisch gekennzeichnet werden. Denn der Aroma-Lobby ist es gelungen, solche künstlichen Mixturen als »naturidentische« bezeichnen zu dürfen – wenn derlei Substanzen schon einmal in der Natur irgendwo gesichtet wurden. In einem Misthaufen. In einem Felsbrocken. In einem Schmetterling. Und wenn er solcherart als »naturidentisch« identifiziert ist, muss er auf dem Joghurt-Etikett oder der Suppen-Büchse bloß als »Aroma« ausgewiesen werden, hinten, kleingedruckt, versteckt in der Zutatenliste.

Eine eigenwillige Logik: Demnach könnte ein Autoverkäufer, der den Auspuff, ein Lenkrad, den Scheibenwischer, das Schiebedach und drei Räder von einem Mercedes auf einen Haufen legt, diesen Schrott als mit dem Original identischen Mercedes verkaufen – straflos.

Im Lebensmittelwesen wird derlei lockerer Umgang mit der Wahrheit nicht bestraft. Aber er sorgt für Argwohn und Misstrauen. Denn immer, wenn »Aroma« draufsteht, ist mit Sicherheit etwas faul: Entweder es werden Früchte vorgetäuscht, die nicht vorhanden sind, oder es wird ein unangenehmer Beigeschmack maskiert, der aus der industriellen Produktion stammt.

Wohlmeinende Werbesprüche können, wenn »Aroma« im Spiel ist, ins Leere laufen.

Ein »Schwarzwälder Früchtequark« der Freiburger Molkerei Breisgaumilch (Slogan: »Natürlich Breisgaumilch«) enthält beispielsweise laut Etikett »Kirschen aus dem Markgräfler Land«. Eine Anzeige klärt das im Detail: »Nicht nur die Milch, auch die Früchte für Schwarzwälder Joghurt und Quark stammen aus unserer Heimat. Unsere Obstbauern liefern uns badische Erdbeeren und Kirschen aus dem Markgräfler Land.«

Doch die Lektüre des Kleingedruckten wirft Fragen auf: »Aroma« ist ebenfalls drin. Haben denn die Bauern zu wenig geliefert? Oder schmecken die Früchte aus dem Markgräfler

Land nach nichts? Oder simuliert das »Aroma« gar Milchgeschmack? Und was bedeutet das staatliche Siegel, »garantiert aus heimischer Erzeugung«? Stammt das »Aroma« von einem idyllischen kleinen Schwarzwaldlabor? Von emsigen Schwarzwälder Boden-Bazillen, gentechnisch manipuliert von fleißigen Freiburger Universitätsbiologen?

Nein, sagt der Verkaufsleiter der in Konstanz am Bodensee ansässigen Firma Deutsch-Schweizerische Früchteverarbeitung, die für die Freiburger Molkerei die »Fruchtzubereitung« aus dem Markgräfler Obst zusammenrührt. Das Aroma braucht er zwar (»Wenn man da kein Aroma reintut, schmeckt das wie eingeschlafene Füße«). Aber er bezieht es von den branchenbekannten Lieferanten wie jenem Konzern aus Holzminden. Wie genau der Fabrik-Geschmack beschaffen ist, das weiß er nicht. Nur eines weiß er: Von Erdbeeren oder Kirschen, Markgräflern gar, stammt das Aroma nicht. Das wäre ja, im Insider-Slang, FTNF (»From the named fruit«, von der namengebenden Frucht). Und er ist sich sicher: »FTNF ist es nicht«, was seine Firma reinrührt. Schade eigentlich. Da geben sich die Markgräfler alle Mühe, und der Geschmack kommt erst recht von dort, wo mitunter Sägespäne fürs Erdbeeraroma sorgen.

Der undifferenzierte Umgang mit den Begriffen, der lässige Umgang mit der Wahrheit, die lockere, autiautoritäre Haltung des Gesetzgebers lässt bei vielen Verbrauchern eine undifferenzierte Haltung gegenüber aromatisierten Erzeugnissen entstehen: Kaufzurückhaltung nach Etikettenstudium.

Doch auch aufmerksame Lektüre schützt nicht immer vor den Manipulationen. So schwelgte jener Mensch beim Genuss einer Fabriksuppe in Erinnerungen an Großmutters Kochtopf, und er fühlte sich so wohl und warm und wurde doch irgendwie betrogen.

»Er fühlte sich schuldig. Dieses Aroma, es erinnerte ihn an

seine Kindheit. Jene Gerüche, die aus dem gusseisernen Topf wehten, der langsam köchelte, damals in der Küche seiner Großmutter auf dem Land. Das war es, woran ihn dieser Geschmack erinnerte. Der köstliche, hausgemachte Geschmack, der großartige, feine Duft.

Ahh, dieser Geschmack. Der war's, weswegen er diesen Suppen vom ersten Mal an treu geblieben war.

Wie immer hatte er das Etikett gelesen, nach Glutamat und anderen unerwünschten Zusätzen überflogen.

Er wunderte sich, warum diese Suppe sich nicht auf solche Zusatzstoffe verließ, um so einen wunderbaren Geschmack zu erzielen. Kann sein, dass es der natürliche Wohlgeschmack war, der diese Suppe so ..., nun ja ..., natürlich schmecken ließ.

Wie könnten sich sonst all diese anderen, künstlich schmeckenden Suppen je mit der seiner Großmutter messen. Was ihm nun ein bisschen von seinem Schuldgefühl nahm.«

Der Mann mit den poetischen Empfindungen erzählte seine schönen Suppenerlebnisse in einer Anzeige in *Food Technology*, dem Zentralorgan der amerikanischen Lebensmittelingenieure. Sie warb für die Erzeugnisse der niederländischen Firma Gist-brocades: »Fügen Sie Ihrem nächsten neuen Produkt den großartigen hausgemachten Geschmack bei. Wir sind die Experten in Geschmacksverstärkung.«

Wenn die Firma Gist-brocades, aufgegangen im DSM-Konzern, am Werk ist, findet auch der hyperkritische Etikettenleser nicht immer einen Hinweis auf dem Label. Denn Gist-brocades ist Spezialist für die neuesten High-Tech-Hilfsmittel im Lebensmittelwesen: Enzyme.

Enzyme sind im menschlichen Magen am Werk und fördern die Verdauung, Enzyme sind in Waschmitteln am Werk, schaffen den Dreck weg. Und weil Enzyme wahre Wundermittel sind, bedient sich auch die Lebensmittelindustrie ihrer Hilfe.

Denn Enzyme können Orangen schälen und entsaften, leisten Hilfsdienste beim industriellen Marmeladekochen, sorgen beim Bäcker für die schöne braune Kruste auf den Brötchen. Und: Sie erschließen verborgene Aromaquellen. Immer mehr Lebensmittel werden mit Hilfe von Enzymen und Mikroorganismen hergestellt – und oft auch verwandelt.

Der Darmstädter Enzymspezialist Röhm, der europaweit zu den führenden Unternehmen auf diesem Sektor zählt und mittlerweile zur britischen Firma Abitec Group gehört und unter dem Namen AB Enzymes firmiert, hat eine ganze Palette von Präparaten auf Lager, mit vielerlei Nutzen: »Rohamalt« beispielsweise für die Herstellung von Light-Bier, »Corolase« zur »Fleischzartmachung«, »Rohalase« hat ganz erstaunliche, für den Laien rätselhafte Multikompetenzen: Das Zeug hilft, Marzipan weich zu halten, dient aber auch laut Prospekt für die »optimale Einstellung der Stärkeleimviskosität bei der Papierherstellung«.

Verschlungen sind die Wege moderner Lebensmittelerzeugung, schleierhaft dem Laien die Methoden. Beim Wein, so scheint es, ist die Enzymbehandlung schon Alltag, glaubt man der Firma: »Enzyme sind mittlerweile fester Bestandteil önologischer Verfahren und werden sowohl zur Gütesteigerung als auch zur Kostenersparnis eingesetzt.«

Ob nun aber der teure Bordeaux, der auch nicht ganz billige Barolo oder der günstige Genossenschaftswein aus dem Supermarkt die biochemische Behandlung erfuhr, das bleibt dem Genießer verborgen: Auf der Flasche steht nichts von den verborgenen Helfern.

AB Enzymes jedenfalls empfiehlt Präparate wie »Rohapect VR-F« als »Problemlöser« bei der Weinbehandlung zur »Klärung von edelfaulem Lesegut«, etwa für »Ausleseweine«. Die Enzyme würden auch eingesetzt, »um aus dem Most mehr herauszuholen, um mehr Qualitätswein zu erhalten«.

Dabei können die Enzyme in unterschiedlichsten Bereichen ihre Talente entfalten: »Spezialenzyme für Brötchen, Säfte, Jeans & Co.«, so wirbt die Firma auf ihrer Internet-Seite. Die Firma Novo Nordisk mit Hauptquartier in Kalundborg, 120 Kilometer westlich von Kopenhagen, ist Weltmarktführer bei Enzymen für Wasch- und Lebensmittel. Sie kann dank Gentechnik maßgeschneiderte Hilfs-Substanzen liefern, ausgespuckt von zielgenau konstruierten kleinen Mikro-Tierchen oder auch Pilzen. Das Enzym »Novoferm« etwa, gewonnen aus dem Schimmelpilz *Aspergillus niger*, dient zur Geschmacksverbesserung bei Gewürztraminer, Chardonnay, Sylvaner, Müller-Thurgau, Muskateller, Sauvignon Blanc. Unter anderem.

Den Enzymfabrikanten gelingen auch völlig überraschende Verwandlungen vordem nutzloser Materialien. Novo Nordisk zum Beispiel schaffte es, aus Schlachtabfällen, Schweinehäuten und ähnlichem Zeug leckeren Schinken zu gewinnen, dank eines Klebstoffes namens Protamex. Test-Esser fanden den Schinken gar nicht so schlecht. »Wir mussten nur noch die Behörden überzeugen, dass wir die Kunden ganz und gar nicht betrügen«, sagt Egon Christensen, der damalige Chef der Produktentwicklung beim dänischen Schlachtkonzern Danish Crown. Das scheint gelungen: Protamex ist im Einsatz.

Ein ähnliches Erzeugnis verkauft der weltgrößte Hersteller des Geschmacksverstärkers Glutamat, Ajinomoto aus Japan. Sein Kleber heißt »Transglutaminase«, ein Enzym, das »neue innovative Produktvarianten« (Prospekt) ermöglicht, darunter ein »zusammengesetztes Steak« aus losen Fleischteilen.

Man könnte das Steak à la Pattex nennen – doch für die Hersteller ist daran nichts Unnatürliches. Novo Nordisk jedenfalls findet den Einsatz der Enzyme, der neuen Nützlinge, »so natürlich wie die Natur selbst«.

Das ist nun auch wieder ein bisschen undifferenziert. Natürlich sind Enzyme natürlich, ebenso wie Schimmelpilze und Bodenbakterien. Dass derlei Mitglieder von Gottes großer Schöpfung aber für die alltägliche Lebensmittelproduktion eingesetzt werden, ist alles andere als natürlich, sondern nur unter Aufbietung modernster High-Tech-Methoden möglich.

Und ebenso wie die Natur nicht immer ungefährlich sein muss (Schlangengift! Fliegenpilz! Eisberge!), muss auch die High-Tech-Umwidmung von Naturprodukten nicht immer gesund sein (siehe Kapitel 11). Ebenso wie Milch, Soja, Erdnüsse Allergien auslösen können, können auch umgebaute Naturprodukte oder auch die Enzyme, laut *Bundesgesundheitsblatt* eine »Bedeutung als versteckte Allergene« haben. Ganz zu schweigen von Naturprodukten wie Gummiarabicum, der vor allem im Sudan und im Senegal wächst und von der Lebensmittel-Industrie gern eingesetzt wird: Er dient beispielsweise als Trägerstoff für Aromen – und taucht als solcher niemals auf dem Etikett auf.

Bei vielen Lebensmitteln erfahren die Konsumenten ohnehin nichts von den verborgenen Ingredienzen. Beim Schnaps muss nichts aufs Etikett, beim Likör ebenfalls nicht. Der Bäcker braucht natürlich nicht anzugeben, welchen »Geheimdienst« er engagiert hat. Der Metzger muss nicht preisgeben, welche Aromamixtur er für sein Fertig-Gyros an der Warmtheke verwendet. Restaurants, die in zunehmender Zahl ebenfalls Fabrikkost servieren, müssen Ingredienzen nicht angeben. Kantinen, Pizzaservice, ja nicht einmal die Krankenhausküche, müssen ihre schmackhaften Zutaten offenlegen. Und die fabrikmäßige Zubereitung von scheinbar hausgemachten Spezialitäten nimmt zu. Immer mehr Kantinen lassen sich von Konzernküchen beliefern, immer mehr Restaurants verlassen sich nicht mehr auf den eigenen Koch, sondern wärmen nur

Vorgekochtes auf: »Convenience-Food«, Bequemlichkeits-Essen.

So ist auch die Speisekarte mitunter nur ein Buch mit sieben Siegeln.

Dort steht dann vielleicht »Pasta Alfredo« oder »Tagliatelle mit Schinken«. Man vermutet Schinken und Sahne, in Wahrheit enthält die Sauce vornehmlich Wasser, ein klein wenig Sahne, dazu hydrolisiertes Pflanzenprotein, Stabilisator E 472e, Antioxidant E 330 und dergleichen – und dazu natürlich »Aroma«. Der dänische Kochkonzern Danish Prime beliefert damit ganz Deutschland, über Großhandels-Filialen von der Ostsee bis zum Bodensee, von Freiburg bis Gera. Lasagne »Bolognese«, Rinderhacksteak, Pfefferhacksteak, Cevapcici – alles wird industriell vorproduziert, inklusive Geschmacksverstärker, und als prima Hausmannskost im Restaurant verkauft.

Die Kunst-Stoffe kitzeln den Gaumen inkognito. Der Aroma-Overkill hat begonnen. Die industrielle Offensive rollt oft verdeckt, den Essern entgleitet die Kontrolle über ihr Mahl und, zunehmend, über ihr Gewicht. Und schließlich verlieren sie gar die Kontrolle über ihre Empfindungen, sie brauchen eine immer höhere Geschmacks-Dosis, immer schärfer, immer härter. Der Esser wird, ohne es zu merken, zum Aroma-Abhängigen.

3. Die Logik des Menüs: Über die Geschichte des Geschmacks

Das Dessert zum Schluss oder der komplizierte Weg zur Ordnung der Speisen bei Tisch. Ein Mann namens Maggi und die Segnungen der Chemie. Die Erfindung des Geschmacks und weshalb wir heute von allem eine härtere Dosis brauchen.

Die Suppe war lecker, für den damaligen Geschmack. Dabei scheint das Rezept eher schlicht, und die »Würze«, nun ja, sie mundet gleich zweimal:

»Das Brot liegt mit einem Stück Butter in einem großen Holzteller schon bereit, und dann gießt man kochendes Wasser darüber: die Suppe ist fertig. Eine Knoblauchzehe und eine rohe Zwiebel, von der Köchin kleingekaut und dann hineingespuckt: Das ist die Würze.«

Der Tester fand sie »exzellent«, vermutlich war er nicht sehr verwöhnt. Er war auf der Durchreise, 1789 im bäuerlichen Südwestfrankreich. Der höfische Stil hatte sich noch nicht durchgesetzt, die bäuerliche Küche war simpel wie überall auf der Welt, früher. Dabei war das Mahl durchaus typisch für den frühen Zeitgeschmack, für die Vorlieben der Völker auf frühen Entwicklungsstufen, nachdem sie sesshaft geworden waren.

Aller Anfang war Brei. Mal verdünnt zu Suppe, oft zäh als Schleim. Der frühe Mensch lebt naturnah, und er nährt sich auch so. Seine Werkzeuge, die Techniken und Rohstoffe erlauben keine ausgefeilten Menüs. Überall auf der Welt.

Die Römer, zivilisatorisch immerhin Avantgarde, speisten

anfangs »puls«, einen in Milch gekochten Brei aus Dinkel, Gerste oder Hirse. Das »Nationalgericht« der Germanen war, wie Plinius der Ältere beobachtete, ein Mus aus Gerste, Weizen, Roggen oder Hirse, weiter im Norden eher mit Hafer bereitet. Der Stamm Kel Ewey, der zu den Tuareg gehört in der Sahelzone, verzehrt zum Frühstück, wie Besucher berichten, bis heute »eghale«, einen Brei aus Hirse, Käse und Datteln, und mittags und abends dann »ashin«, eine Art Polenta. Und die Massai in der ostafrikanischen Savanne, das rotgewandete Hirtenvolk, nutzten ihre Rinder nicht als Fleischlieferanten, sondern als Zapfstelle: Das Blut wird aus den Adern gelassen und mit Milch zu Brei gerührt. Das Rindvieh darf weiterleben, warten bis zum nächsten Aderlass.

In Europas besseren Kreisen ging es anfangs üppiger zu, reichhaltiger, vielfältiger – wenngleich nicht viel kultivierter. Der Earl of Derby beispielsweise und seine Gemahlin gaben sich, so wird aus dem Jahr 1561 überliefert, zum Frühstück Folgendes: drei Laib Brot, ein Viertel Bier, ein Viertel Wein, dazu ein gekochtes Rückenstück vom Rind oder Schaf. An Fastentagen mussten zwei Stück Salzfisch reichen, sechs Bratheringe oder ein Teller Sprotten.

Die Zivilisation war noch nicht sehr weit fortgeschritten, sittsamer Umgang war, wie uns der Kultursoziologe Norbert Elias gezeigt hat, ebenso wenig üblich wie der Gebrauch von Messer und Gabel. Auch die Emotionen standen noch am Beginn ihrer Gestaltung; das Empfinden war wechselhaft, ungestüm, roh. Aufbrausender Zorn konnte schon mal dazu führen, dass einer bei Tisch sein Gegenüber meuchelte. In jener ungehobelten Gesellschaft, deren oberste Repräsentanten durch Wälder streiften und sich gegen Nachbars Attacken auf Burgen verschanzten, waren auch die Gaumenfreuden ungestalt.

Hunger und Überfluss wechselten sich ab, die Naturgewalten produzierten ohne Plan, mangels Kühlschrank und Konservendosen waren die Möglichkeiten zum Ausgleich des Mangels beschränkt: Gegessen wurde, was da war. »Völlerei« war Todsünde, doch die Menschen huldigten ihr, wenn was zum Essen da war, ohne Hemmungen, ohne Gewissensbisse.

Und wie die Armen ihren schlichten Brei schlürften, so verschlangen auch die Höhergestellten selbst bei Festgelagen zwar Unmengen von Spezereien, doch wie sah das aus? Ein Beispiel: Bei der Einsetzung des Erzbischofs Nivill in York im Jahre 1465 verzehrten die Gäste, so berichtet der Chronist, 1000 Hammel, 2000 Schweine, 4000 Kaninchen, Fisch und Wild zu Hunderten, zahllose Vögel, außerdem 12 Braunfische und, seltsamerweise, Seehunde.

Die Speisefolge unterlag keiner Logik, es fehlte jede Dramaturgie der Geschmäcker.

Nun waren die Tiere damals, vor der Agro-Hochleistungs-Ära, sicher kleiner. Auch mag manchem Autor, der seinem Bischof oder anderen Herren huldigen wollte, die Phantasie durchgegangen sein. Dennoch, so meint der englische Kultursoziologe Stephen Mennell: »Bei allen Ungewissheiten jedoch darf man wohl glauben, dass bei solchen Gelegenheiten phänomenale Essleistungen vollbracht wurden.«

Seltsame Gelage waren das indessen, die zwar opulenten, ohne jeden Feinsinn zusammengestellten Menüs. Ein Beispiel aus dem 14. Jahrhundert:

1. Gang: Pastetchen mit Dorschleber oder Rindermark, Aal in dicker Suppe, große Stücke von gekochtem oder gebratenem Fleisch oder Seefisch
2. Gang: Braten, Süßwasserfisch, Brühe mit Speck, Frikassee aus Huhn und Kalb in einer Sauce aus Krebs-

schwänzen und Mandelmilch, Kapaun, Brassen- und Aalpastete

3. Gang: Weizengelee, Wildbret, Neunaugen, Sahnetörtchen, Stör und Gelees.

Angesicht eines solchen Durcheinanders spottete schon früher der mittelalterliche Mönch und Klostergründer Bernhard von Clairvaux: »Wenn man vom ersten Gang gesättigt ist und den zweiten berührt, hat es den Anschein, als hätte man den ersten noch nicht gegessen.«

Es ging »alles durcheinander«, sagt der Kulinarhistoriker Eugen Droste: »Die mittelalterliche Speisenfolge hat mit dem heutigen Menü keine oder nur noch sehr wenig Ähnlichkeit.«

Das gilt auch für die Tischsitten: Hans Jakob Christoffel von Grimmelshausen jedenfalls wandte sich mit Grausen, als er ein Gelage Ende des 16. Jahrhunderts beobachtete: »Ich sah nun, dass die Gäste fraßen wie die Säue, darauf soffen wie die Kühe, sich dabei stellten wie die Esel und endlich kotzten wie die Gerberhunde.«

Die mangelhaften Manieren waren dabei wohl das eine, die seltsame und nicht immer gesunde Beschaffenheit der Speisen das andere, schrieb der Engländer Samuel Pegge 1780: »Sie scheinen in keiner Weise zum Vorteil derer gedacht zu sein, die sie verwenden, sondern vielmehr zu ihrem Schaden. Viele der Gerichte sind so scharf gewürzt und von so merkwürdiger und widersprüchlicher Beschaffenheit, ein Mischmasch und Sammelsurium, dass ihnen offenbar nichts ferner liegt als die Absicht, etwas zur Gesundheit beizutragen.«

Die Standards waren insgesamt noch bescheiden, die Speisen oft halb vergammelt, die Esser nicht sehr kultiviert – und insofern hatten die Köche das Publikum, das sie verdienten, meinte 1931 der englische Kulturhistoriker W.E. Mead: »Es war ein Glück für die Köche, dass sie für Männer und Frauen kochten, die ihr Essen hinunterschlangen, deren Gaumen abgestumpft war durch scharfe Saucen, gewürzte Weine, durch Pfeffer, Senf und Ingwer und Kubeben und Kardamom und Zimt, mit dem sie dem unschuldigsten Fleisch und Obst zu Leibe rückten und es dabei so unkenntlich machten, dass selbst der Koch am Geschmack kaum noch erkennen konnte, aus welchen Zutaten seine Komposition bestand.«

Erste Anzeichen der Verfeinerung entwickelten sich in dem Land, das vor einigen Jahren Pasta und Pesto, Tagliatelle und Tiramisu zu den zurückgebliebenen Stämmen nördlich der Alpen und jenseits des Großen Teichs gebracht hat. In Italien hatten sie, in den Städten, schon im Spätmittelalter avantgardistische Praktiken entwickelt, den Handel kultiviert, die Kunst gefördert, Dinge von Dauer erfunden wie Konto, Storno und Disagio. Ganz im Gegensatz zu ihrem späteren Image waren die Italiener damals, so der Kulturhistoriker Mennell, getrieben von dem »Bemühen, Ordnung in die alte Unordnung zu bringen«. Die Beziehung zwischen Finanzwesen und feinen Fressalien im Kosmos der Kaufleute ging dabei weit über das Geschäftsessen hinaus: Denn der Handel mit Waren setzt einen souveränen Umgang mit den Dingen voraus, eine geistige Haltung, die auch das differenzierte Geschmacksempfinden befördern kann. So meinte der Heidelberger Philosoph Hans Georg Gadamer (»Wahrheit und Methode«), das »sinnliche Unterscheiden des Geschmacks« sei »in Wahrheit nicht bloßer Trieb, sondern hält bereits die Mitte zwischen sinnlichem Trieb und geistiger Freiheit«.

Die geistige Freiheit jenseits der »dringendsten Notdurft des Lebens« (Gadamer) ermöglicht die Freiheit des Urteils, des Geschmacks. So offenbart jene Epoche der Renaissance eine verblüffende Verbindung: Wer sich von gottgegebenen Gewalten gelöst hat, Stoffballen als Stoffballen verkauft und

Pelz als Pelz, wer dafür Preise festlegen und billige von teuren Qualitäten unterscheiden kann, der hat auch gelernt, die Qualitäten des Mahles zu verstehen. Er kann verschiedene Arten von Mortadella oder Marzipan unterscheiden, die Qualitäten sinnlich empfinden, den Eigengeschmack der Speisen identifizieren und die Speisen ordnen.

Damit begann jene revolutionäre Wende in der Geschichte des Geschmacks, die den Genuss erst ermöglichte und die Dramaturgie des Menüs: die Verbindung zwischen dem Eigenen der Speisen und dem Empfinden ihrer Qualität, zwischen Gemüse und Genuss, Lachslasagne und Lustgefühl – just jene Verbindung also, die heute nach der Jahrtausendwende wieder aufgelöst, in der Ära des Aromas, industriell eliminiert wird.

Damals war das alles noch ganz neu, »die Verschiedenheit der Salate nach den Jahreszeiten«, die »Zurichtung der Brühen und der Übergüsse«. Der Franzose Michel de Montaigne geriet richtig ins Schwärmen, als der Koch, den der Kardinal mit dem programmatischen Namen Caraffa nach Frankreich mitgebracht hatte, ihm einen Vortrag über die »Gaumenwissenschaft« hielt, und zwar, wie Montaigne 1595 amüsiert notierte, »mit einem so ernsthaften Ratsherrengesichte, als ob er mir über ein theologisches Dogma vorgepredigt hätte«. Der Koch dozierte über den »Unterschied des Appetits« vor dem Mahle und »dem nach dem zweiten und dritten Gange der Mahlzeit«, über die »Ordnung der Gerichte, wie sie aufeinander folgen müssten«, über die Zutaten eines Mahles, »was für welche man warm aufsetzt und was für welche man kalt auf den Tisch bringt«.

Die Franzosen holten indessen rasch auf. Sie stellten den Pionier in der Verwendung von Suppengrün, den Koch François La Varenne (Hauptwerk: »Le Cuisinier François«, 1651). Er schuf eine Bouillon als Grundlage für 61 Suppen und den

Klassiker Bœuf a la mode, beging aber einen Fauxpas in Gestalt von »Truthahn mit Himbeeren« und tat gar noch den folgenschweren Satz: »Wenn gerade Himbeerzeit ist, lege man eine Hand voll obenauf.« Denn die süße Beigabe zum Fleischgang, die moderne Feinschmecker oft als Marotte eines um Kreativität bemühten Kochs erleben dürfen, galt damals, da die Speisenfolge eben erfunden war, als übler Rückfall in mittelalterliche Chaos-Mahlzeiten: »Geschmacklosigkeiten«, schnaubte ein Zeitgenosse, der unter dem Kürzel L.S.R. publizierte, »Absurditäten«, und: »Schaudert Euch nicht?«

Das Durcheinander war überwunden, im 18. Jahrhundert waren die Speisen bei Hofe üppig und streng in Gänge gegliedert. Ein klassisches Beispiel, das François Marin als Muster für ein Abendessen für acht Personen präsentiert, zusammengestellt »nach dem neuesten Geschmack«:

Premier service
Un quartier de mouton en chevreuil

Deux hors d'œuvres:
Un de filet de poularde en hatereau
Un de pieds d'agneau en rissoles

Second service
Deux hors d'œuvres:
Un de cuisses de poulets à l'oignon
Un de saucisse à la Sainte-Menehoult à l'oignon et anchois

Troisième service
Deux hors d'œuvres:
Un de filet de 3 lapeaux aux morilles
Un de filet mignon, sauce à la bonne femme

Quatrième service
Deux hors d'œuvres:
Un de filet de mouton émincé aux concombres
Un d'ailerons de poularde à la Hollandaise

Cinquième service
Deux plats de rôts:
Un de pigeons aux œufs
Un de trois poulets à la Reine
Une salade

Sixième service
Trois entre-mets:
Un de pois
Un d'artichaux à l'huile à la glace
Un de hâtelletes de rognons de coq

Septième service
Deux entre-mets:
Un de crêtes au vin
Un d'asperges

Huitième service
Deux entre-mets:
Un de tartelettes de pâte d'amandes
fraises et crème à la glace
Un de rôties au lard, frites à l'huile

Neuvième service
Deux entre-mets:
Un de beignets aux petits œufs
Un de petits chous farcis

Bei einfacheren Adligen ging es ein wenig schlichter zu, aber dennoch gab es stets reichlich: drei Gänge als Minimum, mit jeweils mehreren Gerichten. Und: Das Süße kommt jetzt immer zum Schluss. Platten mit Backwerk und Süßigkeiten, Schalen mit Früchten und Kompott, verschiedene Dessert-Zubereitungen.

Solch üppige Schlemmereien konnten sich indessen auf Dauer nicht halten. Die Französische Revolution demokratisierte den Geschmack, reduzierte die ausladenden Speisenfolgen. Und es begann die Industrialisierung des Geschmacks, in den besseren Kreisen, dem höheren Bürgertum ebenso wie in der Arbeiterklasse.

Die Sitten der oberen Stände sickerten in die Bourgeoisie durch – und wurden sogleich an die neue Zeit angepasst. Das moderne, industrielle Zeitempfinden setzte sich auch bei Tisch durch, die Rationalisierung der Küche nahm ihren Lauf. Der Pionier, der im 19. Jahrhundert auf den Plan trat, heißt: Georges Auguste Escoffier. Der hochgerühmte Held der Haute Cuisine stammte aus der Provence und gründete mit einem Mann namens César Ritz Hotels, in London, an der Riviera. Escoffier führte die Arbeitsteilung in der Küche ein: Der Gardemanager bereitet alles Kalte, der Entremettier die Suppen und das Gemüse, der Rôtisseur den Braten, der Saucier rührt die Saucen, und der Patissier macht das Gebäck.

Escoffier lobt – Zeit ist Geld! – den »modernen, schnellen Service«. Und er beklagte sich bitterlich – ganz auf der Höhe der Zeit –, dass seine Erfindung, der Pfirsich Melba, nicht patentierbar sei – worin ihm der britische Kulturhistoriker Mennell zustimmt, da doch die Komposition aus Vanilleeis und pürierten Himbeeren einfach »genial ausbalanciert« sei.

Vielleicht hätte der Dessert-Pionier den Pfirsich eindosen und ein markantes Gehäuse gestalten sollen – dann wäre das Produkt sicher zu schützen gewesen. Ein junger Schweizer,

Sohn eines eingewanderten Italieners und einer Züricher Lehrerstochter, ging diesen Weg. Und er nutzte, einen neuen Trend ahnend, die Segnungen der Chemie für die Lebensmittelproduktion.

Julius Maggi hieß der Mann. Seit 1882 experimentierte er mit Trockensuppe, 1886 erfand er seine erste Fertigsuppe. Für den endgültigen Durchbruch aber musste der Hobbychemiker auf die Erkenntnisse von Profis zurückgreifen. Eingedenk der Erkenntnis, dass der Magen Fleisch mit Hilfe von Salzsäure zu einer fleischbrühähnlichen Substanz zu verändern vermag, experimentierte Maggi mit anderen Substanzen und erfand schließlich seine Maggi-Würze. Das Fläschchen entwarf er eigenhändig.

Die Zeit war günstig für derlei Innovation. Die Arbeiterklasse schuftete in Bergwerken und Fabriken, selbst Frauen und Kinder mussten malochen. Die Ernährungslage der ärmeren Schichten war katastrophal, Geld hatten sie nicht viel und Zeit zum Kochen auch kaum, dabei dennoch einen immensen Nährstoffbedarf, um die tägliche Plackerei bewältigen zu können.

Auf diese völlig neue Bedürfnislage reagierten neue Nahrungsmittel, die in jener Zeit in Mengen erfunden worden sind: Seit 1862 versorgte der Chemiker Justus von Liebig, der die Welt auch mit chemischem Dünger beglückte, die Hungrigen mit Fleischextrakt. 1871 erfand der Franzose Hippolyte Méges-Mouriès die Margarine. 1886 kam Carl Knorr in Heilbronn mit seiner Trockensuppe, 1894 Dr. Rudolph Oetker mit dem Backpulver. In Holzminden wurde damals das Vanillin erfunden von Herrn Haarmann. Und auch die USA meldeten sich mit revolutionären Erfindungen: 1886 rührte der Apotheker John Pemberton erstmals ein koffeinhaltiges Erfrischungsgetränk an, Vorläufer jener braunen Brause, die später zu einer Weltkarriere startete, und schon kurz darauf erblickten weitere Innovationen das Licht der Welt. Im Jahre 1890 beispielsweise der Kaugummi, die Ananasdose.

Damit waren die Fixsterne im neuen kulinarischen Kosmos komplett. Die »Reclame«, ebenfalls just erfunden, sorgte für die massenhafte Verbreitung des neuen Geschmacks. Julius Maggi holte auch dafür einen Profi – Frank Wedekind, den Dichter. Der reimte wacker drauflos:

Das wissen selbst die Kinderlein
Mit Würze wird die Suppe fein
Drum holt das Gretchen munter
die Maggi-Flasch herunter.

Oder:

Vater, mein Vater! Ich werde nicht Soldat,
dieweil man bei der Infanterie nicht Maggi-Suppen hat.
Söhnchen, mein Söhnchen! Kommst du erst zu den
Truppen,
so isst man dort auch längst nur Fleischkonservensuppen.

Seither hat die Dichtkunst ihren Platz im industriellen Nährstand. Und: Des Dichters Version wurde wahr. Die ausgemergelten Massen nahmen Trockensuppen und Maggiwürze dankbar auf. Chemie macht satt. Ein Meilenstein in der Industrialisierung des Geschmacks, der Emanzipation des Geschmacks von der Natur. Denn erstmals hatte die Kunst der Chemiker einen eigenständigen Geschmack geschaffen, ohne ein Vorbild in der Natur. Mehr noch: Nach dem neuen Würz-Fläschchen wurde ein unschuldiges Pflänzchen benannt, das zwar so ähnlich schmeckte, aber nie als Rohstoff eingesetzt wurde: das »Maggi-Kraut« Liebstöckel.

Man möge es den Menschen nachsehen, dass sie im Irrglauben der frühen Industrialisierung noch meinten, ein Geschmack aus der Fabrik brauche eine Entsprechung, einen Ursprung in der Natur. Als ob ein Fernseher oder ein Auto eine Entsprechung in der Natur hätten.

Die Natur dient nur noch als Dekoration in der Werbung für die Welt der Waren. Denn auch die »Reclame« hat sich fortentwickelt. Was mit Frank Wedekind, dem Dichter im Dienste von Maggi, begann, wurde perfektioniert: Food-Fiction gewissermaßen ist das, was uns im Fernsehen vorgeführt wird. Eine Erdbeere, eine knackig-rote Erdbeere – natürlich eine pure Fiktion. Verwendet wird jetzt zumeist die sogenannte Fruchtzubereitung.

Doch wer hat jemals eine »Fruchtzubereitung« im Fernsehen gesehen? Oder Magermilchpulver, Süßmolkenpulver, gar einen Emulgator? In der »Lila Pause« ist all dies drin, aber was wir im Fernsehen sehen, sind immerzu: Alpen. Als ob dort der Emulgator wüchse. Die Alpen dienen nur als Chiffren für etwas Ursprüngliches in jenen sekundenkurzen Märchen aus der wunderbaren Welt der Lebensmittel, die uns aus dem Fernsehen entgegenstrahlen. Die Milch von dort, »gute Alpenvollmilch«, dazu eine »Extraportion Sahne«, soll auch in die »Alpia-Schokolade« kommen, »Alpenvollmilch«. »Wie der Name schon sagt«, fügt die Fernsehstimme hinzu.

Es weiß natürlich heute jedes Kind, dass dies alles Märchen sind. Dass die Grenzen aufgehoben sind zwischen der echten, essbaren Welt und der Welt der fiktiven Figuren. Sie kriegen ja früh schon »Happy Hippo Snacks« mit, laut Fernsehwerbung, »hippostarken Haselnüssen« und »Hippo-Milch«. Was Ferrero ihnen verkauft, ist ein essbares Märchen. Und Ferrero zahlt kräftig echtes Geld, damit die Kids die Hippo-Geschichte glauben: Weltweit gibt der Schoko-Konzern über 600 Millionen Dollar (500 Millionen Euro) für Reklame aus, 130 Millionen Euro im Heimatland Italien, 94 Millionen in

Frankreich, mehr als 200 Millionen Euro in Deutschland. Die »Kinder«-Serie ist weltweit die erfolgreichste Schoko-Marke. Millionen für Milchschnitte, Kinder-Schokolade und Happy Hippo Snacks – und eine gezielte Geschmacks-Attacke auf die kleinsten Konsumenten. Denn die fröhlichen Nilpferd-Kreationen wurden, wie die *Lebensmittelzeitung* zu berichten wusste, »in ihrer Geschmackskombination eigens auf die sensorischen Vorlieben der jüngsten Verbraucher abgestellt. Für erwachsene Gaumen sind die Artikel viel zu süß. Das wussten die Ferrero-Leute«. Der Erfolg: 48,1 Prozent aller Sechs- bis Neunjährigen verzehren in Deutschland Happy Hippo Snacks, so eine repräsentative Studie.

Der Geschmack ist ein Marketing-Instrument geworden. Mit dem Produkt und den Rohstoffen hat er nicht unbedingt etwas zu tun, er hat sich verselbständigt.

Doch die bisherige Dosis kann, so scheint es, die Leute nicht mehr so recht befriedigen. Sie wollen immer mehr davon.

»Der Kunde will ein deutliches Geschmackserlebnis mit dem Holzhammer«, sagt der Entwicklungs-Chef von Knorr. Das deckt sich mit amerikanischen Erkenntnissen. In einer Studie zu den »Top Ten Trends« schreibt das US-Fachblatt *Food Technology:* »Der wichtigste unserer Mega-Trends ist die Forderung nach geschmackvollerem Essen.« Kurze Formel: »Flavor and Spice are nice.« Zu Deutsch etwa: »Gewürz und Aroma sind prima.« Der Siegeszug der Industrienahrung geht mit immer härteren Geschmacksnoten einher; in den neunziger Jahren des 20. Jahrhunderts nahmen die Attacken an Intensität sprunghaft zu. Der Absatz an Salsa-Sauce etwa hat sich von 1991 bis 1995 verdoppelt, auf 488 Millionen US-Dollar. Amerikas Pro-Kopf-Verbrauch an Gewürzen ist in zehn Jahren um ein Pfund angestiegen, von den scharfen Gewürzen wie roter und schwarzer Pfeffer kippten die Amerikaner plötzlich fast doppelt so viel ins Essen (plus 73 Prozent) wie noch zwanzig Jahre zuvor. Offenbar haben die Mitglieder der Weltführungsmacht mittlerweile eine Hornhaut auf der Zunge. Die scheinen sie auch zu brauchen, denn zu den erfolgreichen Neueinführungen aus dieser Zeit gehört Leckeres wie etwa fettfreie Mayonnaise vom Typ »Warm Caribbean« oder »Greek Classic« mit Knoblauch, Zitrone, Oregano und Parmesan.

Die Geschmacksfrage wird im Fast-Food-Paradies jetzt schon an prominenter Stelle gestellt: In der *New York Times* erörterte die Wissenschaftlerin Barbara P. Klein von der Universität von Illinois die Frage: »Verderben uns künstliche Aromen den Geschmack echten Essens?« Sie kann da nur Vermutungen anstellen: »Wenn Menschen nie oder selten frische Himbeeren probieren, dann beginnen sie den künstlichen Geschmack zu akzeptieren, dem sie immer ausgesetzt waren.« Und: »Wenn sie die Wahl haben zwischen dem Geschmack von frischen Beeren und künstlichem Himbeergeschmack, fürchte ich, würden sie den künstlichen vorziehen, weil er intensiver ist.«

Die Sucht nach der höheren Dosis hat in dieser Zeit auch Europa erfasst: Hierzulande brauchen Jugendliche nun, so eine Studie, 20-mal intensivere Reize als noch zehn Jahre zuvor, um einen Geschmack als solchen wahrzunehmen. Mitte der neunziger Jahre mussten Kuchen und Schokolade um 30 Prozent mehr gesüßt werden, um noch als süß empfunden zu werden. Selbst in der Spitzengastronomie wurde sensorisch derart aufgerüstet, dass Anfang 2005 der Gastro-Kritiker der *Frankfurter Allgemeinen Zeitung* »energisch eine Würzreform« forderte und eine »Abrüstung des aromatischen Overkill-Apparates«.

Die Geschmacksprägung beginnt in der Kindheit. Und wenn die Nachwuchsgeneration frische Himbeeren nicht schätzt und stets Dosen bevorzugt, bringt das eine ganze Branche um die Existenz: die besseren Restaurants. Sie haben jetzt die Herausforderung angenommen, gehen flächendeckend in die Schulen, um das frische Aroma zu präsentieren und die Kleinen fürs Hausgemachte und die höhere Kochkunst zu gewinnen. Die Dosenfutterindustrie hält mit Milliardenaufwand dagegen, erforscht kindliches Verzehrverhalten, plaziert Werbespots ins Kinderzimmer, konstruiert Kindgerechtes.

Der Kampf um die Kleinen hat begonnen.

4. Das dressierte Kind: Der Kampf um die Kleinen

Das Geheimnis des grünen Büschels. Kreuzberger Türkenkinder kennen ihre Kräuter. Warum Mickymaus für Maggi so wichtig ist. Mehr Horrorwerbung für Kinder! Zuckerkrank und knochenschwach: Die neuen Leiden der Kids.

Das Rätsel war grün, hatte unten dünne Stengel und roch ein bisschen seltsam. Die Kinder standen, Kochmütze auf dem Kopf, Schürze vorm Bauch, ratlos ums Büschel herum. Dann wagte sich ein Mädchen mit dem schönen Namen Zerga vor: »Ist das Petersilie?« Es war Petersilie.

Das fröhliche Kräuterraten ist neuerdings Schulfach: Köche kommen, alle Jahre einmal, ins Klassenzimmer und üben »Geschmacksunterricht«, wie etwa in der Filderschule in Stuttgart-Degerloch, wo Zerga ihren Treffer landete. Die Kinder sollen Geschmäcker unterscheiden lernen, süß von bitter beispielsweise, und Dosenware mit Frischem vergleichen. Das Unterrichtsergebnis ist durchaus zwiespältig. In der Realschule Hinterweil in Sindelfingen konnten die Siebtklässler nicht sehr viel mit echtem Pfirsich anfangen: Vier von Fünfen gaben im Blindtest der Dosenware den Vorzug. In Frankfurt-Rödelheim traf hingegen die Grundschülerin Anja eine Entscheidung fürs Leben, die in eine andere Richtung ging: Sie wolle, so sprach sie, »nie wieder Dosenpilze essen«. Denn: »Die frischen Champignons schmecken viel besser und sind nicht so matschig.«

Eine Kreuzberger Schule, in der zwei Drittel Türkenkinder am Geschmacksunterricht teilnahmen, beeindruckte selbst die vornehme Hamburger Wochenzeitung *Die Zeit* – wegen des hohen Niveaus in Kulinarkunde: »Auf Anhieb konnte dort die mineralreiche salzige Meeresalge als Meeresbohne benannt werden.« Bravo. Wer kann das schon. Die Erklärung fand Ernst-Ulrich Schassberger, einer der Organisatoren: »Die sind in der Kultur viel weiter«, lobte er die Türken und gab auch den Grund an für den Kulturvorsprung: »Da wird eben zu Hause noch viel mehr frisch gekocht.«

Das ist das Lernziel. Und Ernst-Ulrich Schassberger verfolgt es nicht ganz ohne Eigennutz: Er ist Präsident der Köchevereinigung Eurotoques, einem internationalen Zusammenschluss der ruhmreichsten Köche. Gründungspräsident in Deutschland ist beispielsweise Eckart Witzigmann, in Frankreich der glorreiche Paul Bocuse, in Italien Gualtiero Marchesi, der Unsterblichkeit erlangt hat mit jenem vergoldeten Safranrisotto, das er zur Hochzeit des früheren deutschen Bundespräsidenten Walter Scheel aufgetischt hat und noch heute in seinem Restaurant in Erbusco serviert, sehr schön anzusehen, mit leicht metallischem Abgang.

Wer bloß Dosen-Blech mag, wäre fürs Safranrisotto wohl verloren. Wer nur Tütensuppen liebt, verschmäht vielleicht die berühmte Trüffelsuppe von Bocuse, für die er zum Ritter der Ehrenlegion geschlagen wurde: ein Kunstwerk mit Blätterteig-Deckel und üppig Trüffeln in feinster Hühnerbrühe. Die Koch-Künstler haben deshalb europaweit den Kampf aufgenommen gegen Kunst-Köche aus den Fabriken: Die Geschmacks-Offensive an den Schulen läuft jetzt alljährlich im Oktober an 1000 Schulen in Deutschland, außerdem in Frankreich und Finnland, in der Schweiz und in Schweden, in Portugal und Dänemark. »Alle stürzen sich wie die Geier auf die Zielgruppe Jugend«, sagt die Marktforscherin Cordula Krüger, die für die Agentur Lintas eine Jugend-Studie erarbeitet hat.

Denn auch die Industrie zielt auf die junge Generation: Es geht um die Zukunft, und es geht auch um viel Geld. Denn die Kleinen kassieren allmonatlich Millionen und haben zudem Milliarden auf der hohen Kante. Und: Sie üben zunehmenden Einfluss aus auf die zusätzlichen Milliarden, die Papi und Mami ausgeben.

In Deutschland können Sechs- bis Neunzehnjährige, so die »Kids Verbraucher Analyse 2002«, eine repräsentative Studie im Auftrag mehrerer Verlage, 20,4 Milliarden Euro im Jahr ausgeben, allein von 2001 bis 2003 stieg ihr »Gehalt« um 24 Prozent.

Darüber hinaus haben die lieben Kleinen einen erheblichen Einfluss auf das Einkaufsverhalten ihrer Eltern: »Was die Kids wollen, kommt in die Tiefkühltruhe«, sagt der Geschäftsführer des Deutschen Tiefkühlinstituts. Kinder sind »Big Business«, schrieb das US-Fachblatt *Food Technology.* Denn sie bewegen einen wachsenden Markt: In Frankreich bestimmen sie bei Kaufentscheidungen über 66 Milliarden Euro mit. Ihr eigenes Geld geben sie überraschenderweise, so die deutsche Kids-Studie, in erster Linie für Süßigkeiten und Eis aus, aber auch für Zeitschriften und Bücher. Dabei sind die Kleinen schon sehr kompetent und können die einschlägigen Marken gut aufsagen: Kinder zwischen 7 und 15 Jahren hatten 700 Markennamen gespeichert, so ergab eine Studie des Stuttgarter Ehapa-Verlages: »Mit diesem wahrhaft fundierten Wissen«, so die Ehapa-Studie, seien die Kleinen »tagtäglich als äußerst dynamische Berater bei der Einkaufsplanung ihrer Eltern behilflich«. Sechs von zehn Kindern in Deutschland setzten beim Einkauf ihre Markenwünsche auch durch – »und degradieren Mami zur Besorgerin«. Vor allem bei Joghurt und Cornflakes ist der Mitbestimmungsgrad enorm, wie die »Kids Verbraucher Analyse 2002« ergab. »Aber selbst bei Nudeln und Würstchen sprechen die lieben

Kleinen schon mit«, sagt Olaf Hansen vom Egmont Ehapa Verlag (»Micky Maus«).

Und das Markenbewusstsein steigt: Hatten 1988 nur 29 Prozent der Kleinen klare Markenpräferenzen für die Produkte, waren es 2002 schon bis zu 58 Prozent – ein deutlicher Verdienst der Reklame, um die die Verlage alle buhlen bei Nestlé & Co. Mit Erfolg: Die Sechs- bis Dreizehnjährigen geben, so die Kids-Analyse 2003, ihr Geld vorwiegend für Eis und Süßigkeiten aus, bevorzugt Magnum-Eis, Duplo-Riegel, Kinder-Schokolade, Coca-Cola und Fanta. Und Geld haben sie reichlich: Im Jahr 2004 waren es pro Monat durchschnittlich 246 Euro.

Ärgerlich für die Nahrungsmittelproduzenten: Die Kinder wollen eigentlich gar nichts Neues. Sie zeigen ausgeprägte Symptome von »Neophobie«, schreiben die Ehapa-Leute und beziehen sich auf Erkenntnisse des holländischen Professors Egon P. Köster: Der hat herausgefunden, dass die Kids neue Nahrung ablehnen, »weil sie potenziell gefährlich ist«. Eine uralte, womöglich instinktive Vorsichtsmaßnahme.

Es gibt natürlich eine Möglichkeit, das ein bisschen zu beeinflussen. Der Ehapa-Verlag hat da gewisse Möglichkeiten, denn er ist ein Tochterunternehmen der Egmont-Gruppe aus Kopenhagen, ein laut Eigen-Einschätzung »führendes Medienhaus«, das mit 110 Tochtergesellschaften in 27 Ländern agiert und neben Micky Maus auch Asterix herausbringt. Das hat zwei große Vorteile: Es gibt viele Seiten, die mit Anzeigen zu füllen sind. Und: Sie treffen ziemlich früh auf die Kinder, und das ist wichtig, um der gefürchteten »Neophobie« entgegenzuwirken. Denn, so scheint es, die Neophobie ist heilbar.

Eigentlich wählen die Kinder das, was ihnen guttut. Das weiß man dank der kanadischen Kinderärztin Clara Davis. Sie ließ schon in den zwanziger Jahren Kleinkindern im Alter von sechs bis neun Monaten die freie Wahl zwischen Äpfeln,

Bananen, Fisch, ja sogar Innereien und Knochenmark. Auch Getränke konnten sie sich aussuchen: Wasser, Orangensaft oder Milch. Das erstaunliche Ergebnis: Die Kinder wählten instinktiv das, was für sie gesund war, und sie glichen sogar automatisch Defizite aus. Ein Kind mit wenig Magensäure aß vorzugsweise Saures, eines mit Rachitis nahm sogar freiwillig Lebertran – jedenfalls so lange, bis die Krankheit abklang. Das Ergebnis, so die Ärztin: »Lachende, aktive, glückliche Kinder.«

Der holländische Professor Köster kam, aufgrund neuerer Studien, zu ähnlichen Schlüssen: Die Kleinen zwischen einem und vier Jahren treffen instinktsicher eine Wahl für die Nahrungsmittel, die für sie wichtig sind. Sie hörten auf zu essen, wenn sie genug Kalorien hatten, nahmen auch Salz nur in zuträglichen Mengen.

Dabei entwickeln sich früh schon dauerhafte Vorlieben, so die Studie aus dem Hause Ehapa: »Was dem Säugling zuerst gefüttert wird, gehört oft auch zu den bevorzugten Geschmacksrichtungen des Heranwachsenden und des Erwachsenen.« So haben andere Untersuchungen beispielsweise ergeben, dass Kinder, die früh schon Fertignahrung mit synthetischem Vanillin bekamen, später eine starke Vorliebe für diesen Geschmack entwickelten – viermal häufiger als Kinder, die mit Muttermilch gestillt wurden.

Die Konzerne versuchen daher verständlicherweise, die lieben Kleinen so früh wie möglich mit ihren Produkten zu beglücken. Sogar die Zeitschrift *Öko-Test*, die eigentlich ein kritisches Image hat, wird mit Alete-Reklame bedient, lobt denn auch fast überschwänglich in dicken Lettern derlei Industrienahrung für die Kleinsten: »Gläschenkost ist bequem und sicher«, und: »Wer nicht selbst kocht, braucht kein schlechtes Gewissen zu haben« – obwohl doch, viel kleiner gedruckt, durchaus erwähnt wird, dass nach Ansicht von Fachleuten

»die Fertigmenüs nicht ausreichend Nährstoffe für die Kleinen enthalten«. Die Zeitschrift *Eltern* profitiert von besonders üppiger Reklame: Für die »Fruchtzwerge« von Danone, Hipp »Reis-Gemüsecreme mit Bio-Hühnchen«. Den »Milubrei Stracciatella Milchbrei«. Die »Alete«-Gläschen und die »5-Korn-Milchnahrung«. Oder die »Kellog's Smacks«. Und, fürs ganz kleine Kind: die »Nestlé Beba H. A.«, eine »allergenarme« Säuglingsnahrung »vom ersten Fläschchen an«.

Im Kleingedruckten allerdings rät Nestlé in *Eltern* den Eltern, vor der Verfütterung den Doktor zu fragen: »Wenn Sie eine Säuglingsanfangsnahrung verwenden wollen, sprechen Sie bitte mit Ihrer Klinik oder Ihrem Kinderarzt.«

Mit diesem Hinweis will die Firma neuerlichem Ärger aus dem Weg gehen. Denn bei der Markteinführung der »hypoallergenen« Säuglingsnahrung in den USA gab es, wie die *Lebensmittelzeitung* 1989 berichtete, »Schreckensmeldungen« über unangenehme Nebenwirkungen: Babys, die den neuen Milchersatz »verabreicht bekommen hatten, begannen zu würgen oder mussten sich übergeben. Einige erlitten gar Schwächeanfälle oder Koliken«. In Europa wurde sogar von allergischen Schocks berichtet.

Nestlé rechtfertigt sich zwar mit dem Argument, unter den vielen Säuglingen, die die Babynahrung erhalten hatten, seien nur »sehr, sehr wenige« gewesen, die an Nebenwirkungen gelitten hatten. Doch die anhaltenden Berichte, etwa 1991 im renommierten Ärzteblatt *The Lancet*, über Säuglinge mit Hautausschlägen (»Atopische Dermatitis«) taten ihre Wirkung – zumal der *Lancet*-Autor vor einem möglichen »anaphylaktischen Schock« mit tödlichem Ausgang warnte, verursacht von Restmengen an Allergie-Auslösern wie Kuhmilch, Soja oder Erdnuss in der »allergenarmen« Kindernahrung. Überdies meldeten sich damals Experten zu Wort wie der Allergologe Professor Ulrich Wahn vom Virchow-Klinikum an der Berliner Humboldt-Universität. Der meinte, die Bedeutung der frühkindlichen Anti-Allergie-Nahrung auf die langfristige Entwicklung sei durchaus »umstritten«. Denn nach neueren Untersuchungen spielt es schon bei Siebenjährigen überhaupt keine Rolle mehr, ob sie als Säuglinge das Fabrikpulver bekommen haben.

Alles »Polemik«, meint die Zeitschrift *International Food Ingredients*, das Fachorgan für industrielle Ingredienzen. Doch die Polemik zeigt Wirkung, so meldete das Blatt 1996: Die Mütter in den Industrienationen wendeten sich ab von der Pulvermilch, »die Nachfrage nach Fertignahrung schwingt in die Dritte Welt«. Und das sei auch gut so, meint das Blatt: Schließlich liegen die wichtigen Regionen, schon allein hinsichtlich der Kinderzahlen, in China und Indien beispielsweise. Dagegen sei Europa von »relativer Unwichtigkeit«. Und auf die ganze Welt bezogen ginge der Trend, trotz »anhaltender Polemik« in den entwickelten Ländern, eindeutig »in Richtung zunehmender Flaschennahrung«. In Afrika und Nord- und Südamerika beispielsweise würden nach einer Studie der Weltgesundheitsorganisation schon zwei Drittel der Säuglinge auch mit Fertignahrung gefüttert, in Trinidad bekämen gar schon 80 Prozent aller Babys Fertignahrung oder anderen Muttermilch-Ersatz.

Das freut die Firmen, auch wenn es jetzt schon wieder Ärger bringt: Anfang 1997 kritisierten das Weltkinderhilfswerk UNICEF sowie eine Gruppe von britischen Wohltätigkeitsorganisationen und Kirchen die Hersteller von Babymilch, darunter Nestlé, die schweizerische Firma Gerber, Milco aus Dänemark und die niederländische Milupa-Mutter Nutritia. Sie hätten bei der Vermarktung ihrer Produkte in Entwicklungsländern die Vorteile der Ernährung durch Muttermilch unterschlagen und verstießen damit gegen einen 1981 von der Weltgesundheitsorganisation erlassenen Verhaltenskodex.

Eine Untersuchung hatte ergeben, dass Nestlé und die anderen Pulverproduzenten in Ländern wie Bangladesch, Polen, Thailand und Südafrika Frauen mit geballter Werbemacht vom Stillen abbringen wollen. Firmen-Angestellte hätten überdies in Gesundheitseinrichtungen direkten Zugang zu Müttern gesucht, um ihr Pulver loszuwerden. Ein klarer Verstoß gegen den WHO-Verhaltenskodex. Denn die WHO propagiert seit langem das Stillen: Nach diversen Untersuchungen leiden Kinder, die von der Mutterbrust genährt wurden, seltener an Allergien, weniger an Diabetes, bekommen sogar weniger Arteriosklerose und sind überdies, wie manche Untersuchungen meinen, auch noch intelligenter als Flaschen-Kinder. Hinzu kommt, dass die industrielle Fertignahrung in der Dritten Welt, angerührt mit verseuchtem Wasser, auch noch zum Krankheitserreger werden kann. Säuglinge, die mit Milchpulver ernährt wurden, litten öfter an Durchfall, Erkrankungen der Atemwege, Unterernährung, Mangel an Vitamin A. Das Kinderhilfswerk UNICEF setzte sich deshalb vor dem UNO-Ausschuss für die Rechte der Kinder dafür ein, dass Werbung für Milchpulver zur Babyernährung verboten werden sollte.

Das würde vielleicht ein bisschen zu weit führen. Dass die Babyfutterhersteller nicht auf die Vorzüge des Konkurrenzprodukts Muttermilch hinweisen, möchte man ihnen fast nachsehen. Denn wenn die Mutterbrust tatsächlich intelligenter macht, wäre die nächste Generation völlig immun gegen die Milchpulverreklame, die teuren, aber schlechteren Ersatz für ein gratis erhältliches und ultragesundes Nahrungsmittel wie die Muttermilch verkaufen will.

Andererseits wäre es nicht nur böswillig, sondern auch unlogisch, den Pulverfabrikanten wie Nestlé zu unterstellen, ihnen wäre das Wohlergehen ihrer kleinen Konsumenten gleichgültig, ja sie nähmen gar Todesfälle durch allergische Schocks oder vergiftetes Wasser in Kauf. Denn die industriellen Lieferanten wollen ja die Kleinen weiter begleiten, nähren und umsorgen. Möglichst ein Leben lang.

Und sie stellen sich auch ganz entschieden auf die Seite der Kinder. Sie bemühen sich, die Warenwelt kindgerecht zu gestalten. Denn die Kinder werden immer früher mit dieser Welt der Waren konfrontiert. In Amerika gehen manche Kinder schon mit vier Jahren ohne ihre Eltern einkaufen. Für vier von fünf kleinen Amerikanern ist der Supermarkt ein entscheidender Sozialisationsraum, sie treffen dort zum ersten Mal auf die käuflichen Güter. Und was finden sie dort? Lauter Sachen für Große. Klagt die Zeitschrift *Food Technology:* »Nur ein relativ kleiner Anteil der Nahrungsmittel ist speziell für Kinder designed und zubereitet.« In den USA seien in den letzten Jahren bloß 650 Lebensmittel-Produkte für Kinder eingeführt worden: »Da bleibt viel Platz für neue Marktauftritte.«

Zumal sich die neuen Marken ganz leicht den Kindern zuwenden können: In einer Zeit, da viele Kinder bei alleinerziehenden Eltern aufwachsen, wollen diese den Wünschen ihrer Kinder gern Folge leisten. Und wenn »nachgiebige Eltern ihren Kindern das Sagen überlassen im Supermarkt« *(Food Technology)*, kann sich der Produkt-Stratege direkt an die Kleinen wenden.

Die Werber haben sich schon auf den kindgerechten Auftritt vorbereitet und sich so richtig eingefühlt in die Welt der Kleinen. Und diese Welt ist manchmal ganz schön brutal. Eltern und Pädagogen mögen klagen über Killer-Videos und Gewalt auf dem Schulhof. Die Werber hingegen schlagen sich kompromisslos auf die Seite der Kids. Wenn beispielsweise Knaben als Kunden gewonnen werden sollen, sind vor allem gewalttätige Helden empfehlenswert, brutale Ninjas, Muskelmänner, der Terminator. Denn: »Jungen lieben Gewalt«, konstatiert die englische Werbe-Expertin Jane Mathews in einem Aufsatz zum Thema »Wie man mit effektiver Werbung auf

Kinder zielt«. Jungen, so Mathews, »sind fasziniert von Zerstörung, Superhelden, Monstern, Fahrzeugen und Waffen«. Diese Vorliebe der kleinen Waffennarren gelte es in der Reklame taktisch zu nutzen, rät sie den Erzeugern von Schokoriegeln und Snacks, Kindersuppen und Joghurts: »Scheuen Sie sich nicht, Produkte zu entwickeln, die dies nutzen – Kinder genießen die Spannung, die darin liegt.«

Die Werbung hat natürlich keine ideologischen Motive, ebenso wenig wie pädagogische. Sie peilt nur exakt die Lebenswelt der Zielgruppe an, ohne moralische Skrupel oder gar Gewissensbisse. Auch die Gesundheit der Kinder ist den Marketing-Experten kein angemessenes Kriterium für PR-Feldzüge. Den naheliegenden Gedanken, treusorgenden Eltern besonders gesunde Kindersnacks ans Herz zu legen, halten die Experten aus dem Food-Business für grundfalsch, schon im Ansatz. Denn es gilt ja, die Ware ans Kind zu bringen. Und einem normalen Kind ist die Gesundheit natürlich völlig schnuppe. »Trotz des Interesses der Eltern an gesunder Ernährung«, riet das US-Expertenorgan *Food Technology* deshalb den Lebensmittelherstellern, sollten sie hier »vorsichtig sein und die Produkte nicht zu gesund machen«.

Das haben die Produzenten offenbar beherzigt.

Die Stiftung Warentest kam jedenfalls zu dem Schluss, dass Kinderjoghurt und andere Molkereiprodukte für die Kleinen nicht übermäßig gesund seien: »Zu süß, zu fett, zu häufig Aromastoffe.« Und auch die neuen Kinderfertiggerichte, Suppen, Schinkennudeln, Kinder-Ravioli seien nicht gerade empfehlenswert: Sie sollten »nur in Ausnahmefällen auf den Tisch kommen«, riet das Magazin *test*. Und um die Kleinen vor Mangelernährung zu bewahren, sollte auf jeden Fall noch zugefüttert werden: mit einem Joghurt, einer Banane.

Dabei sind die Schnellgerichte nicht direkt schädlich, betonte das Magazin: »Wir fanden nichts akut Gesundheitskritisches.« Es bekommt also kein Knabe einen Magenkrampf, kein Mädchen einen Hautausschlag. Aber das Kind kriegt zu viel Salz ab und zu wenig Nährstoffe. Selbst die Gläschen für die Kleinen von eineinhalb bis drei Jahren enthalten, gemessen an den Empfehlungen der Deutschen Gesellschaft für Ernährung, zu wenig Energie, zu wenig Eiweiß, zu wenig Kohlenhydrate (siehe: Hans-Ulrich Grimm/Annette Sabersky: Mund auf, Augen auf! Der Ernährungsberater für Eltern und Kinder).

Die unabhängigen Warentester sind deshalb skeptisch gegenüber den – nicht einmal billigen – Kindererzeugnissen: »Hier werden schon die Jüngsten auf Industriekost und spezielle Marken eingeschworen, auf eine Ex-und-hopp-Gesellschaft, in der der Wert natürlicher Nahrungsmittel nicht mehr erkannt wird. Durch die Verpackung wird die Grenze zwischen der Realität des Nahrungsinhalts und der irrealen Welt der Märchen- und Comicfiguren für Kinder verwischt.« Und sie werden auf die Zutaten vorbereitet, die sie als erwachsene Fertigkostkonsumenten erwarten: »Die Zutatenverzeichnisse (inklusive Geschmacksverstärker und Aromen) unterscheiden sich kaum von denen ähnlich schmeckender Tütensuppen für Erwachsene.« Und schließlich, so monierte ein *»test Spezial«*-Heft im Jahr 2003: »Vieles von dem Vorgefertigten trimmt die Kleinen früh auf einen Einheitsgeschmack.«

Die Erzeugnisse sind gleichwohl erfolgreich: Bald 80 Prozent aller Eltern kaufen nach einer Untersuchung des Forschungsinstituts für Kinderernährung Industrie-Gläschen oder auch spezielle Kinderlebensmittel. Manche, so ergab eine andere Studie, weil die Kleinen sich dies wünschen. Und 36 Prozent, weil sie sie »als besonders gut für Kinder« einschätzen. »Micky Maus als Kinderfänger?«, fragt die Zeitschrift *test* angesichts der Tatsache, dass derlei Kinder-Leckereien »mehr und mehr die Supermärkte überschwemmen«.

Und angesichts des massenhaften Verbrauchs solcher, wenngleich nicht akut gesundheitsschädlicher Kost, so das Verbrauchermagazin, »wundert es nicht, dass Risikofaktoren für spätere Herz-Kreislauf-Erkrankungen schon bei Schulkindern nachweisbar sind: Übergewicht, zu hoher Blutdruck, zu hohe Blutfettwerte«.

Die ersten Anzeichen sind schon da. Viele Kinder sind offenbar wandelnde Risikofaktoren: Sie werden immer dicker und »immer schlapper«, wie die *Süddeutsche Zeitung* feststellte. Bei einer Vorsorgeuntersuchung für 13-Jährige im Raum Hamburg hatten schon 1995 die Statistiker des Kölner Zentralinstituts für kassenärztliche Versorgung jedenfalls einige erschreckende Feststellungen gemacht: Jeder vierte Junge und jedes fünfte Mädchen litten an Allergien oder Asthma, fast 20 Prozent aller Kinder an Übergewicht. Eine Studie der Universitäts-Poliklinik der bayrischen Landeshauptstadt unter 5000 Kindern im Großraum München ergab Ähnliches: 13 Prozent aller Sechs- bis Zehnjährigen waren stark übergewichtig, was übereinstimmt mit Daten aus Stuttgart von Anfang 1997. Im Jahr 2002 galten schon 20 Prozent der Kinder als übergewichtig – und die Zeitungen berichteten über ein ganz neues Phänomen: Altersdiabetes bei Kindern. Diabetes, die Zuckerkrankheit, sei in England schon für 9 Prozent der gesamten Krankheitskosten verantwortlich, berichtete die *Frankfurter Allgemeine Zeitung*, und sorgte sich: »Wenn Typ-2-Diabetes jetzt auch verstärkt bei Kindern und Jugendlichen auftritt, wird die Situation noch weiter eskalieren.«

Dabei ist es nicht, wie stets behauptet, das Übergewicht, was zur Zuckerkrankheit führt: In der Südsee, wo die welthöchsten Diabetesraten zu beklagen sind, waren die Menschen schon immer dick – aber die Zivilisationskrankheiten wie Diabetes kamen erst mit dem Import von Fertigsuppen von Nestlé oder den Soft Drinks von Coca-Cola. Diabetes, sagt der australische Experte Paul Zimmet, sei eine Folge der »Coca-Kolonisierung« der Welt (siehe dazu Hans-Ulrich Grimm: Aus Teufels Topf. Die neuen Risiken beim Essen).

In den USA, wo die Kinder noch dicker sind und gar nichts anderes kennen als Industriekost, fanden Kardiologen schon 1990 bei jedem dritten Kind Ablagerungen an den Gefäßwänden – und das im Alter von unter fünf Jahren.

Zunehmend gleichen sich die Gebrechen im zarten Alter um den Globus an: Der Cholesterinspiegel, der nach allgemeiner Meinung die Gefahr eines Herzleidens anzeigen kann, pegelt sich weltweit auf hohem Niveau ein. Die bayrischen Wissenschaftler fanden bei Erst- bis Viertklässlern einen Wert von 175 Milligramm pro Deziliter, mehr sogar als der Durchschnittswert amerikanischer Gleichaltriger (150). Der Pegel bei malaysischen Schulkindern von 11 bis 19 Jahren liegt, so eine 1996 veröffentlichte Studie der Weltgesundheitsorganisation WHO, schon seit einigen Jahren so hoch wie der von gleichaltrigen Finnen: bei 189.

Die Kinder der Globalisierung gleichen sich an. Sie spielen die gleichen Videospiele, sie sehen die gleichen Musikvideos, sie verköstigen sich aus den gleichen Quellen. Und sie tragen die gleichen Klamotten. Sie sind auf dem Weg zum globalen Geschmack.

Natürlich gibt es auch Widerstand. In Italien gibt es gewisse Resistenzen gegen industrielles Fast Food. Das Land liegt beim Verbrauch von künstlich aromatisiertem Essen ganz hinten im europäischen Vergleich. In Afrika bewahrt schon die Armut vielerorts vor Verlockungen. In der arabischen Welt gibt es Protest gegen die Dominanz der westlichen Kultur. Und in Asien versuchen die Regenten, die Dämme zu halten gegen Satelliten-TV und abendländische Freiheiten.

Andererseits nimmt auch die Food-Industrie regionale Rücksichten. Die Industrie produziert so gut es geht nach

Maß. Wie der Herrenausstatter Hugo Boss für die kleinen Herren in Asien den Zweireiher ein bisschen enger schneidet, so mischen die Geschmacksverkäufer ihre Chemikalien auch nach örtlichen Vorlieben. »Food is local«, sagen die Herren von Nestlé. Nur: Die Chemikalien sind, wie die Stoffe bei Boss, überall die gleichen.

Die Strategen der Lebensmittelwerbung wehren sich beispielsweise gegen das rufschädigende Vorurteil, die weltweit verbreiteten Produkte seien ungesund, und die Reklame fördere auch noch das ungesunde Leben der Kinder. Der Marketingfachmann Professor T. P. Barwise von der London Business School versichert beispielsweise:

»Die Lebensmittel und Getränke, die in Kindersendungen im Fernsehen beworben werden, sind in diesem Sinne nicht gefährlich. Natürlich wäre es ungesund, sich von nichts anderem als, sagen wir, Schokolade zu ernähren. Genauso wie es ungesund wäre, von nichts anderem als von Linsen zu leben.«

Da hat der Professor natürlich recht. Nur: Es gibt keine weltumspannende Linsenreklame. Das Kino kennt kaum Linsenwerbung, das Fernsehen nur sehr selten. Es gibt Linsen nicht an jeder Tankstelle, an jedem Kiosk, bei jeder McDonald's-Filiale in München, Moskau, Paris, Stuttgart.

Aber: Es gibt überall Cola. Coca-Cola, Pepsi-Cola, Afri-Cola. Und: Es gibt offenbar Menschen, die sich fast nur davon ernähren. So meldete die Deutsche Presse Agentur schon Anfang 1997:

»Cola bewirkt bei Kindern angeblich Knochenschwund.

MÜNCHEN; 8. Januar (dpa). Immer mehr Kinder müssen wegen Knochenschwund (Osteoporose) behandelt werden. Ursache seien gravierende Ernährungsmängel, schreibt die Zeitung *Ärztliche Praxis*. Die bei Kindern beliebten Softdrinks wie Cola-Getränke und Limonade seien reine ›Kalzium-Räuber‹ zu Lasten des Knochengewebes. Das jüngste bekannte Osteoporose-Opfer in Deutschland ist dem Fachblatt zufolge ein elfjähriges Kind. Es hatte sich überwiegend von Cola-Getränken und Gebäck ernährt. Die Folge waren Knochenbrüche schon bei geringsten Anlässen.«

Die von dpa eigens befragte Expertin Jutta Semler vom »Kuratorium Knochengesundheit (Sindheim)« führte das Phänomen auf den Phosphor in solchen Softdrinks zurück. Vor allem Süßigkeiten, Kakao und Schokolade, enthielten ebenfalls hohe Mengen an Phosphor, was bei gleichzeitigem Mangel an Kalzium – der in Milch, Kohl und Brokkoli enthalten sei – zu »brüchigen Knochen« führe. Viele Studien, etwa aus den USA, haben mittlerweile das Risiko durch Cola-Getränke bestätigt. Wenn sich Cola-Konsum gar zu einem »Suchtverhalten« auswächst, werde die dadurch ausgelöste Knochenschwäche »wirklich zu einem relevanten Faktor«, mahnte der Würzburger Professor Franz Jacob 2003 in einem Sonderheft der Zeitschrift *test*.

Wenn Cola Knochen wackeln lässt, also bisweilen gefährliche Nebenwirkungen haben kann, dann wäre es vielleicht angeraten, so könnten besorgte Mütter meinen, auf dem Etikett einen Hinweis anzubringen wie bei Arznei-Reklame: »Wegen Risiken und Nebenwirkungen befragen Sie Ihren Arzt oder Lebensmittelchemiker.«

Doch es wäre nicht ganz einfach, eine solche Forderung durchzusetzen. Denn für Fragen der Etikettengestaltung ist weltweit ein einziges Gremium zuständig. Das hat seinen Sitz in Rom, tagt an wechselnden Orten auf der Welt – und wird vornehmlich von den Leuten besucht, die Coca-Cola und andere Lebens- und Genussmittel herstellen.

5. Doppel-Blind-Versuche: Die Ohnmacht staatlicher Kontrolleure

Warum ein Beamter einmal während der Arbeitszeit ein hochprozentiges Wässerchen brennen musste. Der freundliche Herr aus Kanada kennt die verborgenen Geschmacksqualitäten australischer Sägespäne nicht. Je weniger Gift, desto schlimmer?

Gregory D. Orriss ist ein freundlicher Herr und ein engagierter Mensch. Die Sicherheit der Lebensmittel und die Rechte der Verbraucher liegen ihm sehr am Herzen. Jahrelang war Orriss in einer Schlüsselposition, direkt an jener Stelle, an der fundamentale Entscheidungen getroffen werden von kaum zu überschätzender Bedeutung für die Esser in aller Welt. In diesen Jahren hatte Orriss ein Büro in Rom, ganz in der Nähe des Kolosseums. Doch von dem antiken Bau sah er ebenso wenig wie von den prächtigen Gärten des Palatins, den grünen Hügeln und römischen Villen nebenan. Er sah nur auf die Berge von Papier, die sich in seinem Zimmer türmten, und wenn er mal den Blick aus dem Fenster schweifen ließ, dann fiel der bloß in einen unschönen Innenhof in dem riesigen Bürokomplex zwischen den Caracalla-Thermen und dem Circus Maximus.

Mister Orriss war bei der FAO, der Welternährungsorganisation der Vereinten Nationen (Food and Agriculture Organization of the United Nations) und kümmerte sich um die Kennzeichnung von Lebensmitteln, um Giftrückstände und Zusatzstoffe, Babykost und Diätnahrung. Die Vorschriften, die in dieser Abteilung entstehen, sind ungleich bedeutsamer als alles, was in Berlin oder Paris, in Wien, Bern oder Brüssel in Sachen Lebensmittel erdacht wird. Denn die Regeln aus Rom gelten in 151 Ländern rund um den Globus, von Alaska bis Feuerland, von Hammerfest bis Hammamet, von Peking bis Oberpfaffenhofen.

In der Öffentlichkeit ist das nicht so bekannt. Denn Fernsehkameras sind kaum präsent, selten auch wird in den Zeitungen berichtet, wenn diese Abteilung neue Vorschriften erlässt oder die Delegierten zu einem ihrer Treffen irgendwo auf der Welt zusammenkommen, den Sitzungen der »Codex-Alimentarius-Kommission« oder ihrer verschiedenen Unterorganisationen. Die Medien hätten auch gar nichts zu melden: Die Codex-Veranstaltungen finden in der Regel unter Ausschluss der Öffentlichkeit statt.

»Codex Alimentarius«, das klingt, als ob die alten Römer den Verein gegründet hätten. Ganz so alt ist er indessen nicht: Es gibt ihn seit 1962, und seither sind diese Codex-Gremien damit beschäftigt, weltweit gültige Normen für Lebensmittel festzulegen: für Gen-Food und für Bio-Waren, aber auch für die Qualität von ordinären Obstsäften und Margarine, für Suppen und Geflügel, für Cornflakes, Zucker, Schokolade, Käse. Unter anderem. Die Codex-Mitglieder erlassen Hygienerichtlinien, legen Grenzwerte fest für Gift im Gemüse und Arzneimittelrückstände im Fleisch, regeln die radioaktive Bestrahlung von Gewürzen und untersuchen Gesundheitsgefahren wie etwa Allergien, die von Lebensmitteln ausgehen können. Und beschließen, was auf dem Etikett zu stehen hat.

Früher waren die Codex-Beschlüsse eher unverbindlich. Doch die Bedeutung der Kommission ist stetig gestiegen, ohne öffentliches Aufsehen ist der Codex zur weltweit wichtigsten Instanz in Sachen Lebensmittel geworden. Seit das Welthandelsabkommen GATT den freien Warenverkehr zwischen Ländern und Kontinenten liberalisiert hat und die Welthandelsorganisation WTO Konflikte schlichten muss, gelten faktisch weltweit nur noch die Codex-Regeln. Denn in Zeiten des freien Welthandels kann kein Land Einfuhren verhindern etwa mit dem Argument, ein Orangensaft oder eine Dose mit Ananas oder ein Tiefkühlrind sei nach nationalen Bestimmungen übermäßig mit Gift belastet, oder ein Etikett sei irreführend. So wurde die Codex-Alimentarius-Kommission gewissermaßen zur informellen Weltregierung in Sachen Lebensmittel. Ihre »Empfehlungen« werden gleichsam zu Global-Erlassen, sie füllen dicke Wälzer und Handbücher. Lange Listen mit Zusatzstoffen und Ingredienzen, umfangreiche Berichte von Expertentagungen zeugen vom Fleiß der Codex-Teilnehmer.

Die Food-Industrie hat das erkannt: »Die zunehmende Bedeutung des Codex ist außerordentlich wichtig«, schrieb die US-Branchenzeitschrift *Food Technology* schon im März 1996, und der Lobby-Verein Institute of Food Technologists (IFT) ließ sich als Nichtregierungsorganisation akkreditieren wie die Caritas oder Brot für die Welt. Parole: »Going Global.« Am Verbraucher hingegen liefen derlei Entwicklungen vorbei, er wurde gewissermaßen abgehängt von der Entwicklung. Dabei ist ein simples Fruchtjoghurt ein so komplexes Ding geworden, dass es komplexer Regelungen bedarf, deren Inhalt und Überwachung den Konsumenten schon interessieren können: Seine Zutaten wurden rund um den Globus eingesammelt, die Herstellerfirma ist nicht, wie ehedem, eine örtliche Molkerei, sondern ein international operierender Food-Konzern, die Zutaten wurden von ebenfalls international operierenden Pharma- und Agro-Konzernen produziert und von Chemikern und Technologen nach Rezepten zusammengerührt, die nur nach vielsemestrigen Studien durchschaut werden können. Ähnliches gilt für den Saft, gilt für die

Tiefkühlpizza, für die Frühlingsrolle aus der Mikrowelle, das Bananeneis und den Milchreis.

Der Mensch, dem dies alles aufgetischt wird, schließe am besten die Augen und genieße blind, im Vertrauen auf die Moral des Marktes. Denn sonst kontrolliert niemand die komplizierten Erzeugnisse. Die nationalen Behörden jedenfalls haben schon längst kapituliert.

Das Vertrauen des Verbrauchers in strenge nationale Kontrollen zerstreute beispielsweise Dr. Karl Evers, Chemiker aus dem deutschen Bundesgesundheitsministerium, den die *Süddeutsche Zeitung* (SZ) in einem denkwürdigen Interview befragte, wer denn noch den Überblick habe bei den vielen modernen Sachen, die jetzt so auf den Tisch kommen:

SZ: »Ein Verbraucher hat also keine Möglichkeit zu erfahren, was er im Einzelnen zu sich nimmt?«

Evers: »Sofern es das rechtmäßige Betriebsgeheimnis des Herstellers betrifft, nein.«

SZ: »Wie verhält es sich bei Lebensmitteln, die neu auf den Markt kommen – verlässt man sich da bis zur ersten Stichprobe durch einen Lebensmittelkontrolleur ganz auf die Selbstkontrolle des Herstellers?«

Evers: »Der Hersteller muss im eigenen Interesse darauf achten, dass sein Produkt den Vorschriften entspricht, weil er sich sonst strafbar macht. Außerdem achtet der Handel auf die Qualität der Erzeugnisse, und dann ist da noch die Konkurrenz. Sie ist die beste Kontrolle, wie es unter Lebensmittelprüfern flapsig heißt.«

Nun glauben indessen noch viele Menschen, die staatlichen Institutionen hätten die Lage unter Kontrolle. Und die Nahrungsproduzenten schüren dieses Vertrauen, indem sie gern auf die Behörde verweisen, etwa wenn es um die chemische Kontamination mit Zusatzstoffen geht. »Es versteht sich von selbst«, versicherte der Nahrungsmittelkonzern Nestlé einer Züricher Sekretärin, die sich um die Gesundheit ihres Chefs sorgte, der täglich mittags zur 5-Minuten-Terrine griff, »dass wir in unseren Produkten nur Zusatzstoffe einsetzen, die durch das Bundesamt für Gesundheit bewilligt worden sind.« Die verwendeten Zusatzstoffe seien daher »auch bei regelmäßigem und häufigem Konsum als gesundheitlich absolut unbedenklich« einzustufen, schließlich seien sie »sehr sorgfältigen toxikologischen Prüfungen und umfangreichen Studien« unterzogen worden. Über solche Antworten erregen sich die Beamten mittlerweile sehr, die für die Lebensmittelsicherheit zuständig sind. Und die sehr wohl wissen, dass die chemiehaltigen Industrieprodukte zwar völlig legal auf dem Markt, aber nicht unbedingt gesund sind.

»Ein Nullrisiko gibt es nicht«, sagt Martin Brügger, der Mann für die Zusatzstoffe beim Schweizerischen Bundesamt für Gesundheit. Er wehrt sich dagegen, als Garant für die Sicherheit herangezogen zu werden: »Man kann doch nicht sämtliche Verantwortung dem Staat aufbürden. Der gesamte Gesundheitsschutz fängt beim Einzelnen an.« Jeder muss also selbst dafür sorgen, dass er nichts Schädliches zu sich nimmt.

Das ist allerdings nicht immer ganz einfach. Es ist ja nicht jeder ein Experte für kunstvoll konstruierte Fabriknahrung und deren gesundheitliche Folgen. Und mitunter sind auch die Experten überfordert. Denn es wächst die Gefahr, dass die komplizierten Produktionsprozesse kriminelle Machenschaften befördern könnten. Das meint jedenfalls der amerikanische Ernährungswissenschaftler Theodore P. Labuza: »Ein größeres Problem, das aus den Verbesserungen in der Technologie erwächst, ist unethisches Verhalten, man könnte auch sagen Habgier. Zum Beispiel eine Firma, die gefälschten Apfel- oder Orangensaft herstellt und ihn als echt verkauft«, schrieb er in der Zeitschrift *Food Technology*.

Die phantastischen Methoden der Aromatisierung sind natürlich sehr verführerisch: Was die legalen Lebensmittelproduzenten noch immerhin mit einer gewissen Fruchtbeigabe erreichen, versuchen verbrecherische Bösewichte ganz ohne Frucht-Stoff herzustellen, Saft etwa. »Es ist kein größeres Problem«, sagt Allen Mathys vom Amerikanischen Verband der Lebensmittelverarbeiter, »aber es ist ein Problem, das einen immer wieder ärgert.« Ein besonders prominenter Fall ereignete sich im Jahre 1988 in den Vereinigten Staaten; er schlug einige Wellen, denn der Schweizer Food-Gigant Nestlé war in den Kasus verwickelt.

Die Nestlé-Tochter Beech-Nut, zweitgrößter amerikanischer Babykost-Hersteller, hatte jahrelang einen Apfelsaft, speziell geeignet für Kleinkinder, als »100 Prozent Fruchtsaft« verkauft, obwohl es in Wahrheit eine Mischung synthetischer Ingredienzen, also ein »100 Prozent betrügerischer Chemie-Cocktail« war, wie ein Experte urteilte, nachdem der Schwindel aufgeflogen war.

Dabei war die Nestlé-Tochter ihrerseits auf einen betrügerischen Lieferanten hereingefallen, der das Apfelsaft-Konzentrat um 20 Prozent billiger angeboten hatte als die Konkurrenz. Nachdem ein Beech-Nut-Angestellter Verdacht geschöpft hatte, besichtigte eine Delegation der Nestlé-Tochter eine Produktionsstätte ihres Lieferanten, der zeigte ihnen das Lager – aber verweigerte den Zugang zur Fertigungsabteilung für das Konzentrat. Später stellte sich heraus, dass die Fabrik im Staat New York ohnehin nur ein ganz kleiner Teil eines Firmenkonglomerats war, das sich von Küste zu Küste erstreckte und ein ganzes Netzwerk von Händlern, Maklern, Reedern und Zusatzstoff-Fabrikanten umfasste, die an dem Bluff beteiligt waren.

Vor Gericht beteuerte der Beech-Nut-Präsident, er habe von den Vorgängen persönlich nichts gewusst. Da könnte er sogar recht haben. Denn der argwöhnische Wissenschaftler in seiner Firma, der den Schwindel aufgedeckt hatte, ist entlassen worden, so berichtete das Magazin *Business Week*. Ihm wurde, unter anderem, von Vorgesetzten attestiert, sein Urteil sei »gefärbt von Naivität und praxisfernen Idealen«. Im Gerichtsprozess wurde der aufrechte Lebensmittelexperte dann gefragt, ob er wirklich naiv gewesen sei. »Ich schätze schon«, sagte er darauf, »ich dachte, Apfelsaft sollte aus Äpfeln gemacht werden.«

Mit einer solchen Haltung ist er natürlich, das muss man schon sagen, nicht ganz auf der Höhe der Zeit. Denn die High-Tech-Nahrungsproduktion hat sich ja längst von ihren Rohstoffen gelöst – häufig mit dem Segen der Lebensmittel-Weltregierung, der Codex-Alimentarius-Kommission.

So konnte es beispielsweise passieren, dass die Geheimsprache der Etikettendichter unversehens zum global gültigen Geheimcode wurde. Beispiel Sägespäne: Dass mangels Erdbeeren jetzt australische Sägespäne dafür herhalten müssen, fürs Erdbeeraroma zu sorgen, das hat der Codex Alimentarius längst legalisiert. Im Anhang 1 zum Codex Alimentarius Band XIV heißt es unter der Überschrift »Allgemeine Anforderungen an natürliche Aromastoffe«:

»Natürliche Aromen oder natürliche Aromastoffe« seien Substanzen, die auf »physikalischem, mikrobiologischem oder enzymatischem« Wege aus Materialien »pflanzlichen oder tierischen Ursprungs« gewonnen werden. Der Verwendung von Sägespänen fürs Erdbeeraroma – oder auch, was ebenfalls gebräuchlich ist, Fischresten fürs Geflügelaroma – steht damit nichts im Wege. Bäume und Meeresgetier sind schließlich unzweifelhaft Bestandteile der Natur.

Mr. Orriss, der freundliche Codex-Bürochef, versicherte auf Befragen glaubhaft, dass er von diesen neuen Methoden nichts wisse. Es wäre auch verwunderlich, wenn bei den Codex-Tagungen jemand diese Tricks lauthals verkünden würde. Denn dann könnten womöglich diese hölzernen Wege aus der Erdbeerkrise verbaut werden, die Industrie müsste ihre Holz-Aromen aus der Liste der »natürlichen« Geschmacksstoffe entfernen. Und dafür hätten sie ihre Abgesandten sicher nicht für teure Spesen zu den Sitzungen eingeflogen.

Eigentlich sind nur die staatlichen Vertreter der Mitgliedsländer stimmberechtigt. Doch sie können natürlich sachkundigen Rat einholen und sachkundige Teilnehmer zu den Sitzungen mitnehmen. Und weil Sachkunde bei Coca-Cola, Nestlé, Hoffmann-La Roche reichlich versammelt ist, versammeln sie sich auch regelmäßig bei den Treffen. Und weil der dort versammelte Sachverstand nun schon seit Jahrzehnten seinen Einfluss ausübt, sind die weltweit gültigen Regeln für das, was wir verzehren, doch sehr von den Interessen der Hersteller beeinflusst.

Häufig haben sie in der Delegation sogar die Mehrheit, wie die Statistik einer englischen Verbraucherorganisation ergab: Von 1989 bis 1991 nahmen an den Fachausschusssitzungen 2578 Delegierte teil, davon waren lediglich 26 von Umwelt- oder Verbraucherorganisationen entsandt. Insgesamt waren 105 Staaten vertreten, aber 108 transnationale Unternehmen. In den Ausschuss »Lebensmittel-Zusatzstoffe und Schadstoffe« entsandte die Industrie beispielsweise fast doppelt so viele Delegierte wie alle EU-Regierungen zusammen.

Auch in der Zeit danach hat sich daran nichts geändert. In der 21. Sitzung der Codex Alimentarius Kommission vom 3. bis 8. Juli 1995 beispielsweise ging es unter anderem um Gesundheits- und Diätprodukte. Die Liste der Teilnehmer füllt im Protokoll vierzig Seiten. Angereist waren aus Deutschland neben fünf Regierungsvertretern fünf Abgesandte der interessierten Wirtschaft: einer von Coca-Cola, einer von Südzucker, einer von der Milchindustrie, einer vom Diätverband und ein Lobbyist des industrienahen Bundes für Lebensmittelrecht und Lebensmittelkunde. Auch die Schweizer Delegation war paritätisch besetzt: Eine Dame von der Regierung und eine von Nestlé, ein Herr von der Regierung und einer von Hoffmann-La Roche.

Bei der Sitzung im Mai 2003, bei der es im kanadischen Ottawa um die Kennzeichnung von Lebensmitteln ging, umfasste die Teilnehmerliste 211 Namen. 35 Länder hatten Delegierte geschickt, mindestens 63 Teilnehmer kamen von Firmen und Lobbygruppen, sechs davon aus der weltweiten Bio-Bewegung. Die Internationale Bananenvereinigung war vertreten, die Internationale Tiefkühlgemeinschaft, die Internationale Soft-Drink-Vereinigung und die Internationale Geschmacksverstärkergilde mit gleich zwei Emmissären des weltgrößten Glutamat-Konzerns Ajinomoto.

Viele Industrievertreter waren, wie die beiden Teilnehmer von Greenpeace und das Häuflein der fünf Aufrechten von der Verbrauchervereinigung Consumers International, als Nichtregierungsorganisationen akkreditiert. Einige Lobbyisten hatten es aber immerhin in die offizielle Delegation geschafft, bei den Kanadiern war einer von Kraft und einer von Monsanto dabei, aus der Schweiz kam wieder ein Herr von Roche, und mit der französischen Delegation reiste Monsieur Jean-Francois Molle vom Joghurt-Multi Danone an (Deutschland fehlte ganz; die Regierung hat, wie schon vor Jahren ein Beamter hinter vorgehaltener Hand bekannte, nicht immer genug Geld für solche Dienstreisen).

Es wirkt fast so, als ob die Industrie einen dominierenden Einfluss auf die weltweit gültigen Regeln habe. Das merken auch die Regierungsvertreter.

Das mache »optisch einen nicht so guten Eindruck«, sagt der Codex-Koordinator der deutschen Bundesregierung. Industriefreundliche Beschlüsse seien deshalb aber nicht zwingend zu erwarten: »Die Regierungsvertreter haben ja das Wort.« Natürlich dürften auch Verbraucherverbände teilnehmen. Und sie kümmern sich auch um den Codex – nach Kräften: »Wir bemühen uns, das zu verfolgen«, sagt etwa Gerd Spelsberg von der deutschen Verbraucher Initiative. Doch schon angesichts der Reisekosten und der ohne ausreichendes Personal kaum zu bewältigenden Papierberge sei echte Einflussnahme »nahezu unmöglich«. Und angesichts knapper Staatskassen genießt Verbraucherschutz auch nicht oberste Priorität: Die staatlichen Zuschüsse in Deutschland werden stetig weiter gekürzt, die Zahl der Beratungsstellen geht daher immer weiter zurück. Und für massiven Lobbyismus haben die Verbraucherverbände ohnehin kein Geld: In Deutschland wurden für Werbung jährlich etwa 30 Milliarden Euro ausgegeben – das Gesamtbudget der Verbraucherverbände hingegen liegt bei kümmerlichen 110 Millionen Euro. Der Jahresetat von Consumers International, der weltweiten Konsumentenvereinigung, ist mit 5,5 Millionen Euro etwa so hoch wie das nötige Budget für die Einführung eines einzigen neuen Artikels im bundesrepublikanischen Markt. Und der Gesamtetat der 250 europäischen Mitgliederorganisationen wiederum ist nach Schätzungen der Verbraucher-Lobbyisten gerade so hoch wie der Werbe-Etat von McDonald's.

Vor allem in den Entwicklungsländern sind die Verbraucher den medialen Attacken der Food-Kolosse nahezu wehrlos ausgeliefert: So klagte eine Abordnung von Verbraucher- und Umweltverbänden aus Bangladesch, Pakistan, Indien, Sri Lanka und Nepal, just jener Region, in der die Food-Industrie ihre schönsten Wachstumschancen sieht, bei einem weltweiten Treffen in Rom: »Wir fordern, dass die Vertreter transnationaler Nahrungsmittelkonzerne daran gehindert werden, international so schwache Standards zu setzen, wie ihnen das in der Vergangenheit gelungen ist.«

Das schmerzte den FAO-Beamten Orriss. Denn er meint,

dass die Verbraucher bei den wichtigen Codex-Entscheidungen mitreden sollten. Der Mann ist Kanadier und versteht sich deshalb als Vorkämpfer des Verbraucherschutzes und schrieb in einem Papier der FAO: »Die Einbeziehung des Konsumenten wird als ein demokratisches Recht angesehen«, sie verbessere das Verständnis für die rechtliche und technologische Entwicklung und damit auch die Qualität der Produkte. Wenn Verbraucher mitreden bei den Regeln und Standards für ihr tägliches Menü, so Orriss, dann »erhöht das die Lebensmittelsicherheit«. Als Orriss nach vielen Jahren in Rom wieder in seine kanadische Heimat zurückkehrte, als Chef einer staatlichen Behörde für Lebensmittelüberwachung und Verbraucherschutz, startete er deshalb gleich eine Reihe von Initiativen, etwa für eine verbesserte Lebensmittel-Kennzeichnung – und warb auch bei den Konsumenten dafür, etwa im Internet, an der Entscheidungsbildung mitzuwirken.

Eine erhöhte Konsumenten-Phalanx in den globalen Gremien würde womöglich die Realisierungschancen mancher durchaus wohlmeinender Expertenforderung erhöhen. Denn eigentlich haben die internationalen Gremien oft die besten Absichten zum Schutz der Verbraucher und ihrer Gesundheit.

Eine internationale Konferenz mit Experten der Weltgesundheits- und der Welternährungsorganisation beschäftigte sich beispielsweise im August 1956 in Rom mit einem Stoff namens »Buttergelb«. Sie waren aufgeschreckt worden durch Studien zu gesundheitsgefährdenden Wirkungen der Chemikalie mit der Fachbezeichnung 4-Dimethylaminoazobenzol. Die sollte eigentlich nur die Margarine und Butter schön gelb färben, doch sie erzeugte offenbar auch Krebs. Eine japanische Studie hatte schon 1937 gezeigt, dass der Stoff Leberkrebs bei Ratten hervorrufen kann. Fütterungsversuche in Deutschland von 1938 bis 1951 hatten zudem ergeben, dass sich die krebserzeugende Wirkung »völlig irreversibel«, so die *Deutsche Medizinische Wochenschrift*, über die gesamte Lebenszeit erstrecke und dass sich die einzelnen Gaben des Stoffes dabei summieren. Und, völlig überraschend: Die »fortgesetzte Gabe kleiner Dosen« war wesentlich schlimmer als die Behandlung mit wenigen, größeren Portionen von »Buttergelb«.

Das schockte die Experten, so die *Deutsche Medizinische Wochenschrift*. Das »Besondere bei solchen Giften« wie dem Buttergelb sei, dass auch »kleine Einzeldosen besonders gefährlich sind, wenn sie dauernd, womöglich von Jugend auf über ein ganzes Leben auf den Menschen wirken«. Und das sei ja »gerade bei Lebensmittelzusätzen« der Fall.

Die internationale Konferenz forderte deshalb damals einstimmig: »Absichtliche Lebensmittelzusätze« sollten »grundsätzlich« verboten werden. »Ein Lebensmittelzusatz darf nur dann erlaubt werden«, so proklamierten die Konferenzteilnehmer, wenn »durch ausreichende wissenschaftliche Belege nachgewiesen« sei, »dass seine Anwendung ungefährlich für den Verbraucher ist.«

Nach seiner Sitzung vom 3. bis 10. Dezember 1956 in Rom beschloss deshalb das gemeinsame FAO-WHO-Expertenkomitee:

»Das Komitee ist der Ansicht, dass die gesetzliche Kontrolle der Lebensmittelzusätze auf dem Prinzip der ›erlaubten Liste‹ beruhen soll. Dieses Verfahren verhindert wirksam die Zugabe irgendwelcher neuer Substanzen zu Lebensmitteln, solange nicht eine ausreichende Grundlage für die Beurteilung ihrer Freiheit von gesundheitlichen Gefahren sichergestellt ist. Der Schutz der allgemeinen Gesundheit ist unmöglich, wenn Hersteller neue Substanzen verwenden dürfen, bevor ausreichende Untersuchungen ihre Zuträglichkeit für diesen Gebrauch erwiesen haben. Die gegenteilige Methode einer

»Verbotsliste« könnte eine beträchtliche Gefährdung für die Allgemeinheit mit sich bringen, weil sie die Verwendung eines schädlichen Zusatzes für mehrere Jahre ermöglichen kann, bis die Anhäufung genügender Beweise dazu ermächtigt, diesen auf die Verbotsliste zu setzen.«*

Schöne Wünsche, damals, in den idyllischen Fifties.

Solche strengen Vorgaben waren natürlich nicht umsetzbar. Der rasante Fortschritt in der Lebensmitteltechnik wäre völlig undenkbar gewesen, wenn jeder Stoff, der ins Essen gemischt wird, vorher umständlichen Prüfungsverfahren unterzogen werden müsste. Vor allem auf dem Feld des Geschmacks, dem Kernbereich der modernen Imitatnahrung, wären Heerscharen von Wissenschaftlern aus der Wirtschaft und aus den Behörden damit beschäftigt, Tausende von Substanzen jahrelang an unschuldige Ratten zu verfüttern, um dann auch nur zu wissen, wie Ratten darauf reagieren. Mit Menschen ist es bekanntlich dann immer noch ein ander Ding. Und wenn die industriellen Molkereien jahrelang keinen Bananenquark verkaufen können, nur weil der Kunst-Stoff für den Fruchtgeschmack fehlt, wenn die Food-Fabrikanten wieder umständlich Erdbeeren anpflanzen müssten, echte Früchte ernten, waschen, putzen, schneiden, dann wäre die Branche ja auf Jahre lahmgelegt. Im Übrigen gab es ja auch keine Veranlassung, irgendwelche Gesundheitsschäden zu befürchten, es war nichts dergleichen überliefert. (Und nur Übelwollende könnten einwenden, dass vorher auch noch niemand die synthetischen Substanzen verspeist hat.)

Die zunehmende Zahl der Aromen hatte zur Folge, dass immer lauter verlangt wurde, die Unschädlichkeit dessen, was

* *Deutsche Medizinische Wochenschrift* 32/1957. Schutz vor Gefährdung der Gesundheit durch Lebensmittelzusätze. Bericht über die internationale Entwicklung, die Konferenzen in Rom 1956 und Ascona 1957.

die Bürger täglich tonnenweise zu sich nehmen, endlich mal zu überprüfen. So ist beispielsweise der Wissenschaftliche Lebensmittelausschuss der Europäischen Union schon seit einigen Jahren »der Ansicht, dass eine Bewertung der Unbedenklichkeit der Aromen durchgeführt werden sollte«. Auch forderte die EU-Kommission mit Nachdruck, die gebräuchlichen Aromastoffe müssten »ständig überwacht« werden. Das war 1993.

Im Jahre 2005, also 12 Jahre später, ist wenigstens ein Teil der Aromastoffe überprüft worden, und zwar von dem weltweit wichtigsten Expertengremium der Vereinten Nationen in Sachen Lebensmittel-Zusatzstoffe, dem »Joint WHO/FAO Expert Committee on Food Additives«, in der Branche kurz Jecfa genannt.

Im Juli 2005 legte das Gremium seine Expertise vor. Die Ergebnisse waren zumindest bei einigen Stoffen so gravierend, dass das Berliner Verbraucherministerium nach eingehender Prüfung der Angelegenheit die Aromenindustrie im Oktober 2005 aufforderte, die betreffenden Geschmacksstoffe nicht mehr zu verwenden. Es handelt sich dabei vor allem um solche, die eine Substanz namens »Acetamid« enthalten. Nach Einschätzung der Jecfa-Fachleute ist der Stoff »klar krebserregend bei Mäusen und Ratten« und daher völlig »unangemessen« für den Einsatz als Geschmacksstoff: Bedenklich seien auch 40 weitere Aromastoffe, die Schäden am Erbgut hervorrufen könnten.

Einige Wochen später konnte die Aromenindustrie zumindest teilweise Entwarnung geben: Der Stoff namens Acetamid werde überhaupt nicht eingesetzt. Keine Gefahr für die Bevölkerung – in diesem Fall.

Nun ist es verwunderlich, dass ein Stoff mühsam untersucht wird, der gar nicht zum Einsatz kommt. Der Grund: Das wusste ja niemand. Denn die Aromenindustrie ist sehr zurückhaltend mit Auskünften, welche Chemikalien sie wofür und in welchen Mengen einsetzt. Die Jecfa-Leute brachte das offenbar ein bisschen auf die Palme. Denn bei vielen Stoffen gab die Industrie unzulänglich oder gar unzutreffend Auskunft über die Verzehrsmengen. Das Jecfa-Gremium forderte die Branche daher ultimativ auf, die korrekten Angaben vorzulegen, sonst könne die Unbedenklichkeit nicht länger bescheinigt werden.

Bislang haben die Behörden in der Sphäre des Kunst-Geschmacks keinerlei Überblick: »Der Aromenbereich ist schwer zu durchschauen«, sagt ein Kenner der Materie aus der Lebensmittelkontrolle: »Aromastoffe, das ist eine Hexenküche der Chemie ohnegleichen, und zwar unabhängig davon, ob sie natürlicher oder künstlicher Herkunft sind.« Insgesamt 2500 verschiedene Aroma-Substanzen sind im Einsatz, 1500 davon hatte das Jecfa-Gremium jetzt untersucht.

Die Staatsgewalt hat sich erstaunlich lange mit Unwissen zufriedengegeben. So fragte schon im Jahre 1995 die *Süddeutsche Zeitung* einen Herrn namens Dr. Karl Evers, Chemiker von Beruf, Beamter im Bundes-Gesundheitsministerium:

»Kennen Sie jemanden, der weiß, was sich hinter dem auf jedem Cola-Etikett angegebenen Zusatz ›Aroma‹ verbirgt?«

Und es antwortete Herr Evers, der Vertreter der Staatsgewalt:

»Nein. Das ist ein Betriebsgeheimnis des Herstellers. Im Lebensmittelbereich werden derzeit etwa 6000 Aromen verwendet. Welche davon ein Hersteller in sein Produkt mischt, ist seine Sache.«

Da hat Herr Evers leider recht. Allerdings könnte ein nicht ganz so gesetzestreuer Fabrikant den Kunst-Geschmack auch nutzen, ohne dies auf dem Etikett zuzugeben. Oder er könnte bei den wenigen Lebensmitteln, bei denen es nun wirklich verboten ist, ein bisschen Geschmack aus der Ampulle illegal spritzen: bei Schnaps beispielsweise. Und bei der Suche nach solchem Treiben ist die Staatsmacht auch meist hilflos.

Baden-Württembergische Kontrolleure wurden da einmal fündig: Sie mussten allerdings erst einmal von Amts wegen einen eigenen Himbeerschnaps brennen, um dem Fabrikanten im Südbadischen nachzuweisen, dass er sein Wässerchen mit illegalen Geistern befruchtet hatte. Denn nur so konnten sie nachweisen, dass ein echter Himbeerschnaps ein anderes chemisches Profil hat als der mit dem Extra-Schuss aus Holzminden.

Denn auch mit modernsten Methoden ist es nicht möglich, eine Tütensuppe oder ein Kartoffelpüree ins Analysegerät zu kippen und auf der Anzeigetafel die Ingredienzen aufleuchten zu lassen. Die Chemiker müssen nach jedem einzelnen vermuteten Stoff eigens suchen – bei den handelsüblichen Geschmacks-Cocktails und den Tausenden von Rohsubstanzen zwar möglich, aber mühselig.

»Die Analytik ist wahnsinnig schwierig«, sagt ein Lebensmittelchemiker aus dem Stuttgarter Umweltministerium.

»Die Industrie hat da aufgrund ihrer finanziellen Voraussetzungen ganz andere Möglichkeiten als wir von der Überwachung. Wir sind da immer etwas im Hintertreffen«, sagt ein Beamter aus Bayern.

Und selbst die Fachleute der europäischen Verbraucherschutzbehörden sehen sich außerstande, möglichen Geschmacks-Panschern auf die Schliche zu kommen. Klagt Werner Grunow, der als Toxikologe bei deutschen und europäischen Behörden jahrzehntelang Gefahrenfragen untersucht hat: »Ich weiß ja nicht, was für ein Aromastoff wirklich eingesetzt wird. Die Rezepturen kennt ja keiner.«

Natürlich wäre, beispielsweise mit spezialisierten Behördenlabors und fachlich kompetenten Chemikern, die auch den internationalen Stand der Lebensmitteltechnik kennen, eine einigermaßen sachgerechte Überwachung möglich.

Doch dies wäre schon sehr aufwendig, würde viel Beamten-Mühe erfordern und wäre wahrscheinlich nicht einmal besonders beifallträchtig: Es gäbe nur Ärger von Seiten der Food-Konzerne, und der Applaus der Verbraucher wäre auch nicht so sicher, wenn in der Zeitung stünde: »2-trans-4-cis-7-cis-Tridecatrienal in Hühnersuppe entdeckt.« Das wäre, beispielsweise, eine jener Substanzen, die als möglicherweise gesundheitsgefährdend gelten und deshalb auf der Straßburger Negativ-Liste jener Stoffe stehen, die noch besser untersucht werden sollten. (Verboten, allerdings, ist dieser Stoff nicht.)

So bewegen sich die Lebensmittelkontrolleure noch in einer Welt, die längst von gestern ist, suchen nach handlichen, herzeigbaren Verstößen gegen Sitte und Ordnung. Die klassische Maus beispielsweise, nach der offenbar jedes Jahr Bataillone von Beamten fahnden. Hessische Kontrolleure fanden sie einmal in einer Bohnenkonserve. Für Schlagzeilen sorgte auch die Familie Seiler aus der ostfranzösischen Ortschaft Fougerolle. Sie stieß, Jahre später, ihrerseits auf einen Nager – gleichfalls in einer Bohnendose. Beliebt sind auch möglichst pittoreske Befunde. So meldeten die Nachrichtenagenturen dpa und AP einen Fahndungserfolg, der auch Zeugnis ablegt von den mühevollen Recherchen, deren die Prüfer bisweilen fähig sind. Es ging um einen Neger, pardon, um einen schwarzen Diplomaten und seinen seltsamen Proviant.

»Den Vogel schoss ein Fund am Frankfurter Flughafen ab: Kontrolleure entdeckten 30 getrocknete Affen in zwei Diplomatenkoffern, die sich durch Zufall geöffnet hatten. Wie ein Lebensmittelexperte berichtete, gab der durchreisende Diplomat aus Zaire an, die Tiere seien zum privaten Verzehr gedacht. Trotz massiver Proteste – selbst das Auswärtige Amt in Bonn sei eingeschaltet worden – habe sich der Mann die Beschlagnahme und schadlose Vernichtung seiner Affen gefallen lassen müssen. Er musste ohne Proviant nach Belgien weiterreisen.«

Das Beispiel zeigt: Die Behörden sind durchaus zu machtvollem Durchgreifen in der Lage, selbst wenn es um scheinbar Nebensächliches wie den Proviant eines durchreisenden Diplomaten geht.

Dem Publikum führen derlei Meldungen vor, dass Besorgnis um den Zustand des Essens nicht angezeigt ist. Die schlimmsten Verstöße werden geahndet, heldenhafte Cops scheuen selbst vor ekligsten Einsätzen nicht zurück. Baden-Württembergische Kontrolleure fanden beispielsweise im gleichen Jahr bei Dönerproben an türkischen Imbissständen zu viel Fett, einen Stein im Brot und, unter drei Kugeln Eis, einen »nicht sehr appetitlichen Untermieter«, wie die *Stuttgarter Zeitung* meldete, »eine vor Kälte erstarrte Küchenschabe«.

Die grassierende Geschmacksverwirrung aber, die Schwindeleien mit Hilfe von chemischen Substanzen, die Irreführung der Genießer bleiben ungeahndet. Dabei ist das womöglich von viel weiter reichender Bedeutung für die menschliche Gesundheit. Doch die Geschmackskultur gilt nicht als schützenswert, ihr gesundheitlicher Wert ist bislang nicht anerkannt. Die Behörden starren jetzt auf die verwendeten Aroma-Substanzen. Die Folgen der Irreführung aber sehen sie nicht. Und geben immer weitere Geschmacks-Sektoren frei, laden die Illusionisten aus der Chemiebranche förmlich ein, den Geschmack weiter zu manipulieren. Zum Beispiel an armen, unschuldigen Würstchen.

6. Geschmacks-Verirrung: Die schleichende Legalisierung verbotener Metzgermethoden

Warum das Würstchen unter die Dusche darf. Weshalb Rauch neuerdings flüssig ist und wie das Etikett immer schön sauber bleibt. Endlich nimmt der Speck Rücksicht auf Natur und Nachbarn.

Zart und schutzlos sehen sie aus, die Würstchen, die da hängen, paarweise hintereinander. Die Glastür ist schon zu, die Lämpchen leuchten. Auf Knopfdruck kann die Prozedur beginnen: »Duschen«, »Trocknen«, »Rauch 1«, »Rauch 2«. Wie in der Autowaschanlage. 12 Minuten dauert die Dusche, dann darf das Würstchen wieder an die frische Luft.

»Das boomt jetzt«, sagt der Mann, der die kühlschrankgroßen Geräte Marke Scansmoke verkauft. Eigentlich ist es ja in Deutschland verboten, die Würstchen, anstatt sie in die Räucherkammer zu hängen, nur kurz mit Flüssigrauch zu besprühen. Dennoch läuft das Geschäft seit Jahren prächtig, trotz Verbots, denn viele, die sich für die Würstchendusche erwärmten, konnten gleich einen Formbrief mitnehmen, fix und fertig formuliert und adressiert an die zuständige Behörde: »Antrag auf eine Ausnahmegenehmigung für den Einsatz von SCANSMOKE-Raucharomen bzw. SCANSMOKE-Flüssigrauch.«

Dort wird der Antrag nicht groß geprüft: »Das ist nur eine Formsache«, sagt die zuständige Beamtin, bei der die Anträge und die Genehmigungen ganz flott durchlaufen: Über 1000, schätzt sie, sind es mittlerweile. Auflagen werden den Dusch-

Metzgern nicht immer erteilt, außer vielleicht derjenigen, weder in der Werbung noch an der Wursttheke oder auf dem Etikett auf das Verfahren hinzuweisen und sich im Übrigen an die geltenden Gesetze zu halten. Denn eigentlich ist das Verfahren ja immer noch verboten. Weil es also irgendwann einmal ohnehin in der ganzen Europäischen Union legal ist, drücken die bundesdeutschen Behörden schon mal die Augen zu und den Stempel auf die Ausnahmegenehmigung drauf.

Die ganzen umständlichen Prozeduren sind nur nötig, weil der Würstchenfreund auf einem Geschmackserleben beharrt, das eigentlich völlig vorgestrig ist. Der Räuchergeschmack war einst das Resultat einschlägiger Maßnahmen zur Konservierung von Würstchen, Schinken, Forellen, Lachs und dergleichen. Ein Herta-Fabrikwürstchen hingegen gammelt im Kühlschrank nicht so schnell wie in Bauers Kemenate. Auch der Zuchtlachs aus der norwegischen Käfigfarm kommt via Kühlkette noch ins letzte bayrische Dorf. Räuchern ist also entbehrlich. Niemand muss den Geschmack, den der Rauch hinterlässt, noch erleben.

Und dennoch wollen das die Leute. Mancher Rauchschinken gilt ja als besonders fein, Räucherlachs genießen viele als Delikatesse. Und derlei Räucherwaren sind ja auch recht teuer, aufgrund des aufwendigen Produktionsprozesses. Pfiffige Produzenten sind deshalb auf die Idee gekommen, das Räuchern einfach wegzulassen, stattdessen die Dusche zu nehmen – und die Pseudo-Produkte dennoch teuer zu verkaufen.

Der solchermaßen aufgesprühte Geschmack ist ein Phantom. Ein virtuelles Erlebnis, dem in der Realität nichts entspricht: Der »Räucherlachs« wurde nicht geräuchert, er hält auch nicht länger, er schmeckt nur so. Der Sinneseindruck hat sich gelöst von seinem Ursprung – hinter dem Rücken des Genießers, der immer noch glaubt, Geräuchertes sei geräuchert.

Doch ohne dass es jemand ahnt, haben sie längst schon riesige Fabriken gebaut, in denen Holz kokelt oder auch verschiedene Chemikalien zusammengerührt werden, die dann so schmecken, als seien sie Rauch. Große Tanklastzüge liefern das rauchige Nass wie Heizöl aus.

Der nach eigenen Angaben weltgrößte Hersteller von »all natural« Nassrauch ist die Firma Hickory Specialties im US-Staat Tennessee. Sie kommt eigentlich aus dem »Holzkohlen-Business«, verkauft auch heute noch Briketts, Sägespäne und Sägemehl, hat sich daneben mittlerweile laut Firmenprospekt auf die »Massenproduktion« von Flüssigrauch verlegt. Ein florierendes Geschäft: Sieben von zehn Fleischfabriken in den Vereinigten Staaten verwenden laut Hickory Flüssigrauch.

Der Kunde muss das gar nicht immer merken. Ein Prospekt-Auszug von Hickory: »Weil die Verwendungsmöglichkeiten von Flüssigrauch praktisch unbegrenzt sind, genießen schon Millionen von Verbrauchern die Vorzüge von Holzrauch in einer breiten Palette von Produkten. Manche von diesen Produkten, wie geräucherter Schinken, Lachs, Käse oder Mandeln haben ein ganz offensichtliches Rauch-Geschmacksprofil. In vielen anderen Fällen wird Flüssigrauch in kleineren Mengen verwendet oder in Verbindung mit anderen Ingredienzen, um zu einem speziellen Geschmack beizutragen, den die Kunden nicht so leicht als geräuchert identifizieren können. So wird zum Beispiel Flüssigrauch in vielen Saucen, Dressings, Suppen, Dosengemüsen, Gewürzmischungen und in einer Reihe von Snacks verwendet. Es kann auch oft in Haustiernahrung und Viehfutter gefunden werden.«

So findet sich der Mensch, unversehens, in trauter Geschmacks-Gemeinschaft mit dem lieben Vieh.

Die verschiedenen Flüssigrauchprodukte können, je nach Verwendungszweck, zielgerichtet dem Lebensmittel nahe gebracht werden. Hickory beispielsweise empfiehlt die Rauchdusche »Smok-A-Matic«. Dabei wandern Wiener Würstchen durch eine vollautomatische Duschstraße, aus Edelstahl natürlich, weil sich früher gezeigt hat, dass einfaches Eisen leicht rostet (was auf Würstchen einen unangenehmen Beigeschmack hinterlassen kann).

»Eine Duschzeit von 30 bis 90 Sekunden wird empfohlen«, so eine kanadische Flüssigrauch-Expertin bei der Präsentation verschiedener Duschverfahren vor internationalen Experten in Paris: »Duschzeit und Rauchauftrag können auf die gewünschte Farbe abgestimmt werden.« Der einzige Nachteil, »der einzige wirkliche Nachteil« des Verfahrens, so die kanadische Firmenvertreterin, sei, dass die kanadische Industrie diese Produkte auf dem Etikett mit »Smoke flavour added« kennzeichnen muss. Solche Hinweise liebt die Branche nicht sosehr, denn dadurch könnte der Konsument ja darauf aufmerksam werden, dass das Erzeugnis nicht ganz so traditionell produziert wurde, wie er sich das in seinem laienhaften Verstand vorstellt. Die Hersteller weisen denn auch auf feinsinnige Tricks hin, wie sich der Hinweis auf dem Etikett vermeiden lässt. Patrick Moeller, ranghoher Manager bei Hickory, empfiehlt seine Flüssigrauch-Brühe etwa als Farbstoff-Ersatz für »CleanLabel«-Einsätze, eine Aktion »Sauberes Etikett« also, wie in der Branche der Versuch genannt wird, ein möglichst zusatzstofffreies Etikett zu erzeugen. Under-Cover-Aufgaben sind möglich, hart am Rande der Legalität, weil dank diverser Gesetzeslücken nicht jeder Zusatz aufgeführt werden muss; durch ein paar kleine Änderungen im Herstellungsprozess kann sich ein Rauch-Zusatz für den Konsumenten und Etikettenleser in Luft auflösen – während er auf dem Produkt für einen appetitlich braunen »eye-appeal« (Moeller), also eine knusprige Erscheinung, sorgt. Und das geht so, sagt Moeller: »Wenn Sie den Zusatz nur auf der Oberfläche anbringen, und dann das Ganze während des Kochvorgangs erhitzen, dann wird es Teil des Produktionsprozesses und kein Zusatzstoff.« Das Etikett bleibt »sauber«. So einfach ist das.

Darauf kommt es den Produzenten an: Keiner soll merken, wie sie es machen, welche Kunstgriffe, Kunststoffe, Chemikalien zum Einsatz kommen. Denn die modernen Fleischerzeugnisse sollen mit modernsten Methoden preisgünstig produziert werden – ohne dass der Genießer seinen Kinderglauben an bäuerliche, handwerkliche, ja möglichst hausgemachte Leckereien verliert.

Natürlich hat der Freund von Würstchen oder Schinken zu wenig Phantasie, um sich solch moderne Methoden vorzustellen. Die holländische Firma Loders Croklaan, die in der Nähe von Nimwegen eine Rauchfabrik betreibt, empfiehlt beispielsweise ihren Nassrauch »Unismoke« nicht nur wegen seiner formidablen geschmacklichen und farblichen Qualitäten, sondern auch, weil er laut Prospekt das Würstchen noch ein bisschen strafft, dank gewisser chemischer Mechanismen: »Die Aldehyde in Unismoke bilden Kreuzverbindungen mit den Proteinen im Kollagen und formen so einen stabilen Film rund um das Würstchen herum.« O komplizierte Kosmetik.

Dank der neuen Rauch-Marken können die Fleischfabriken ihre Maschinen mit maßgeschneiderten Räucheraromen bestücken. Die US-Firma Red Arrow, die ebenfalls zu den weltgrößten der Branche gehört, hat laut Prospekt »eine komplette Familie natürlicher Holzraucharomen« im Angebot. Die Linie mit SmokEz LFB und SmokEz LFB Supreme beispielsweise, sie sind natürlich »100 % natürlich«, glänzen mit »verbessertem Rauchgeschmacksprofil«. Und: Sie sind »ideal für die Anwendung in kontinuierlichen Räucheranlagen«, genauer: der »Flüssigrauch-Berieselungsanlage«.

Die Familienmitglieder SmokEz Oil™ und SmokeEz Oil H Double Potency scheinen eher für den Inkognito-Einsatz geeignet: »Sie entwickeln keine Räucherfarbe, weder bei äußerlicher Anwendung noch bei direkter Zugabe.« Überdies sind sie »ausgezeichnete natürliche Antioxydationsmittel« und dienen »als effektive Raucharomen in Fleischwaren, Fischkonserven, Snack Foods, fleischähnlichen Produkten, Bohnengerichten, Salatdressings usw.« Wahrhaft vielseitig begabte und dennoch unscheinbare Sprösslinge, dazu auch noch schwer belastbar im Fabrikalltag: »Der Einsatz in Tumblern und Mischern wird empfohlen.« Und da die Firma schon mal am Kokeln ist, kann sie den Einsatzbereich des leichten Brand-Odems auch ausweiten: Red Arrow bietet »flüssige Grillaromen« an, für Produkte wie Spareribs, Chicken Wings, aber auch für Snacks, Dips, Saucen. Auch die dafür vorgesehenen Geschmacks-Brühen, erhältlich in Kanister, Fass oder auch im 1000-Liter-Container, sind hart im Nehmen und »überstehen Gefrier-/Auftauprozesse ohne Aromaeinbußen«.

Der riesige Aufwand mit Duschstraßen, Tauchbädern, Einspritzmaschinen und Chemikalienmischanlagen macht sich bezahlt. Zunächst dient er natürlich, wie die Rauchfabrikanten eifrig betonen, dem Umweltschutz, denn im Gegensatz zu einer Räucherkammer dringe kaum noch Rauch ins Freie: »Der Rauch, der durch den Schornstein ginge, wäre ja unser Geschäft«, sagt ein Vertreter der deutschen Red-Arrow-Filiale.

Nun ist es vielleicht nicht ganz so ökologisch, wenn tonnenweise Rauchwasser aus der zentralen Rauchfabrik in Wisconsin in alle Welt transportiert werden: Zur Campbell Suppenfabrik in New Jersey, die den Rauch-Ersatz in ihre Bohnensuppe mit Speck rührt (und daher mit Großbuchstaben auf dem Etikett darauf verweist: NATURAL SMOKE FLAVORING ADDED). Bis zu den deutschen Firmen wie Herta und Hunderte andere, die auch zu den Kunden von Red Arrow zählen (aber auf dem Etikett nicht so groß darauf hinweisen müssen).

Dem Verbraucher bringt das ganze Tauchen und Duschen gar nichts. Er könnte sich echten Rauch eigentlich schon noch leisten: Denn der kostet grade mal 4 Cent pro Kilo Wiener oder Lachs. Flüssigrauch spart davon die Hälfte, macht also etwa ein Würstchen um 0,2 Cent billiger. Aber es geht bei der Kostenersparnis ja auch nicht um das Einzelwürstchen des singulären Essers, sondern um die Wurstmassen und Speckberge, die in den Fabriken befeuchtet werden. Und bei 100 Tonnen am Tag, meint der deutsche Red-Arrow-Vertreter, macht das viel aus: »Das ist Profit, reiner Profit.«

In Schweden hatte seine Firma nach eigenen Angaben schon bald nach der Einführung des Feuchträucherns 50 Prozent Marktanteil, mittlerweile besitzt die Firma ein weltweites Netz mit Stützpunkten, hat in mehr als 60 Ländern dieser Erde Vertreter oder eigene Filialen, von Argentinien bis Australien, von China bis Kolumbien, in Finnland und Frankreich, Deutschland und Dänemark. Nur Italien, klagt der Rauchhändler, habe anfangs einen gewissen Widerstand geleistet. Doch auch das Land des Parmaschinkens und der feinen Salami konnte sich dem Trend zum Duschen und Tauchen nicht entziehen – in Zeiten des freien Handels dank GATT, Codex Alimentarius und europäischer Einigung kann sich keine Nation geschmäcklerische Eigenheiten leisten: Vermutlich würde es einen Handelskrieg mit den Vereinigten Staaten auslösen, wenn Italien an seinen Grenzen einen Damm gegen hereinströmende Campbell's Bohnensuppe mit Pseudorauch und Speck errichtete. Und wenn südlich der Alpen ein Wall gegen nassgeräucherte Herta-Würstchen aufgeschüttet werden sollte, würde er wohl vom Europäischen Gerichtshof wieder geschleift werden: Kein Land kann sich im liberalisierten Welthandel dem freizügigen Warenverkehr entgegenstellen. Es sei denn, es drohten Gesundheitsgefahren. Die aber sind schwer vorherzusagen.

Schöne Welten: Im Wettbewerb der Waren ist der Geschmack nicht mehr ein Merkmal, das aus traditionellen Zutaten oder Herstellungsweisen entsteht, sondern ein ästhetisches Zeichen. Wie das Lächeln jener Salami, das einmal bei der Wurst-Qualitätsprüfung der Deutschen Landwirtschaftsgesellschaft einer breiteren Öffentlichkeit vorgeführt wurde. Mittels verschiedener farbiger Wurst-Grundmassen wurde die Industriesalami so gestaltet, dass beim Aufschneiden ein Strahle-Gesicht auf der Wurstscheibe erscheint. Der *Süddeutschen Zeitung* wurde angelegentlich dieses Grinsens »deutlich, dass die Ästhetisierung der deutschen Wurst unaufhaltsam fortschreitet«. Das Blatt aus der Weißwurst-Kapitale merkte an: »Wie man hört, wird das Grinsen aus der Salami nicht immer beantwortet, weil die Salami selbst manchmal ein Graus ist.«

Angesichts solcher Negativ-Publicity könnte auch der Salami das Grinsen vergehen. Es könnte überhaupt sein, dass die Schönfärberei an ihre Grenzen stößt. Denn die Ästhetisierung des Essens wirkt wirtschaftlich offenbar auch kontraproduktiv: Die Supermärkte verdienen kaum etwas, die Metzger ebenfalls nicht viel, und die Bauern müssen vom Staat gemästet werden, weil ihre minderwertigen Erzeugnisse immer weniger Menschen haben wollen.

Es ist aber auch ein Dilemma: Da haben die Fleischfabriken und auch ihre Lohnabhängigen, die sogenannten Bauern, den schönsten Überfluss produziert, ein wahres Schlaraffenland, und das auch noch zu Schleuderpreisen. Dass bei der »Fleischproduktion« (Fachjargon) auch Schatten ist, nun ja, das hatten bislang nur die Kälber erleben müssen, die ihr billiges Fleisch in Dunkelhaft, in stockfinsteren Ställen erzeugen mussten. Und dass das alles auf wackligen Beinen steht, das erlebte bis jetzt vor allem jenes supergünstige Sonderangebotsschnitzel, das zu Lebzeiten als belgisches Standard-Industrieschwein vegetieren musste, eine Art überlanger wandelnder Kotelettstrang, der zittrig auf ein paar Kilo Haxen und zwei schönen Schinken auf die Schlachtfabrik wartete.

Und nun zeigt sich, scheinbar urplötzlich, dass die Menschen, so sie von den Praktiken der »Fleischproduktion« erfahren, empört aufschreien. Offenbar findet, sehr zur Überraschung von Agrar- und Lebensmittelindustrie und der staatsbediensteten Experten in den Universitäten, die Produktion von Nahrungsmitteln in einem sensibleren Umfeld statt als sagen wir, die Produktion von Boxershorts oder Auspuffanlagen. Völlig vergessen hatte offenbar die ganze Food-Branche samt ihrer staatsbediensteten Experten, dass in der »Produktion« von lebenden Tieren für lebendige Menschen womöglich andere moralische Maßstäbe angelegt werden sollten als bei der Produktion von Boxershorts und Auspuffanlagen.

Der Unterschied: Es geht ums Leben. Und wo es ums Leben geht, entstehen offenbar Ängste, irrationale Ängste. Wie beim Rinderwahn, der die Menschen wenigstens eine Zeit lang, manche auf Dauer, vom Steak fernhält, aus Angst, sie könnten von jener bizarren Krankheit befallen werden, die unweigerlich zum Tode führt.

Und an jeder Ecke lauern neue Risiken, undurchsichtige, mit komplizierten Formeln, seltsamen Namen (siehe dazu: Hans-Ulrich Grimm: Aus Teufels Topf. Die neuen Risiken beim Essen).

Zum Beispiel beim Räuchern. Die alte, konservierende Räuchermethode hatte bekanntlich auch ihre Tücken, die krebserregenden Nitrosamine etwa. Doch sie waren bekannt. Die neuen, teilweise chemischen Flüssigrauch-Mixturen hingegen schaffen neue, unbekannte Risiken.

Das Expertenkomitee für Aromastoffe beim Europarat in Straßburg hat deshalb schon 1992 Richtlinien erlassen für den »Gesundheitsschutz des Verbrauchers« bei der »Verwendung von Rauch-Aromen als Lebensmittel-Zutaten«. Weil bislang, so das Komitee, »nur wenige Raucharomen auf ihre Giftigkeit untersucht worden sind«, haben die Experten einige »Minimal-Anforderungen« aufgestellt, »um die Sicherheit der Zubereitungen zu gewährleisten«.

Weil einige der Rauchsubstanzen, mit denen Speck und Würstchen berieselt werden, im Verdacht stehen, Krebs auszulösen oder das Erbgut zu verändern, sollen sie »nur auf der Basis ausreichender Informationen« über Produktionsmethoden und Zusammensetzung der verwendeten chemischen Substanzen zugelassen werden. Weil einige der verwendeten Stoffe auf der »B«-Liste des Europarates stehen und deshalb nicht bedenkenlos als sicher angesehen werden können, müssten auf jeden Fall Tests über die krebsauslösende und erbgutverändernde Wirkung vorgelegt werden. Auch sollte Holz, das mit Teer oder Pestiziden behandelt wurde, bei der Rauchproduktion nicht eingesetzt werden, und die Mischung mit Pökelsalz, die einige Hersteller in ihren Prospekten empfehlen, sollte ebenfalls vermieden werden.

Ähnlich äußerte sich der Wissenschaftliche Lebensmittelausschuss der Europäischen Union ein Jahr später.

Der Geschmack der mit brauner Brühe benetzten Erzeugnisse kümmerte die Euro-Experten nicht so sehr. Dass der Geschmack nicht mehr viel mit der Qualität zu tun hat, damit haben sich die obersten Lebensmittelbehörden wohl abgefunden.

Der deutsche Bundesrat hatte, in einem Anflug traditionalistischer Anwandlungen vielleicht, noch 1991 das Feuchträuchern zu blockieren versucht und Geschmack und Gesundheit dabei argumentativ verbunden.

Flüssigräuchern, meinte der Bundesrat damals, sei »aus Gründen des Gesundheitsschutzes der Verbraucher bedenklich« (Drucksache 428/1/91). Die Konsumenten würden durch den Rauchgeschmack auf eine entsprechende Haltbarkeit schließen, die aber »ohne klassische Räucherung nicht mehr unbedingt gegeben ist«.

Diese Irreführung der Würstchenfreunde und Fischfans fand die Europäische Union nicht so schlimm; sie hat sich offenbar der Wirklichkeit gefügt, in der ja allerorten die Verbraucher mittels Aromen irregeführt werden. Im Jahre 2002 schlug die EU-Kommission vor, die europäischen Vorschriften für derlei »Raucharomen« zu harmonisieren, selbstverständlich unter ganz strenger Berücksichtigung des Gesundheitsschutzes, aber auch auf eine Weise, die »nicht zu Beeinträchtigungen des bestehenden Marktes für Raucharomen führen« wird, wie es in dem EU-Papier 2002/0163 heißt.

Im Bundesgesundheitsministerium können die Beamten solchen unbewiesenen Behauptungen natürlich nicht nachgehen. Sie nehmen die Anträge für die Ausnahmegenehmigung einfach entgegen, zeichnen sie ab und lassen sie dann veröffentlichen im *Gemeinsamen Ministerialblatt*. So kann das Publikum dann auch erfahren, wer beim Wursten zur deutschen Avantgarde gehört: Große Fleischfabriken wie die Firma Herta, die Firma Meica (»Meica macht das Würstchen«) und die Fleischwarenfabrik Stockmeyer, die sich schon 1992 Ausnahmegenehmigungen geben ließen. Auch Metzger Luz in Stuttgart-Bad Cannstatt duscht seine Würstchen, und Hunderte von modernisierungswilligen Kollegen haben die Lizenz fürs Feuchträuchern beschafft. So etwa, wie aus dem *Gemeinsamen Ministerialblatt* hervorgeht, die Fleischerei Thomas Idel in Iserlohn, die Metzgerei Karl Forscher im badischen Schriesheim und die Metzgerei Frieder Ammann im nahen Walldorf. Auch Schlachter im Norden wie Johann Tiedjens in 25436 Uetersen, Kollegen im Westen wie die Metzgerei Willi Prangenberg in 53560 Vettelschoß und im Osten wie Fleischermeister Kretzschmar in 01917 Kamenz oder die Fleischerei Wolfgang Toeppe in 03149 Forst. Auch Supermärkte wollen ihre Würste jetzt duschen dürfen, so etwa die Edeka-Handelsgesellschaft Ruhr-Emscher in Essen. Die Fischräucherei Oberspree Berlin wirbt gar mit der »Flüssigrauch-Technologie« und schwärmt über »eine ungeahnte Produktvielfalt und gleichbleibende Qualität«. Ganz Deutschland ein einig Feuchträucherland?

Wer in so ein nassgeräuchertes Erzeugnis beißt, weiß dies nur in den seltensten Fällen. In den USA muss vorne auf dem Etikett darauf hingewiesen werden, hierzulande muss im Kleingedruckten nur stehen: Aroma. In Zukunft sollte »Raucharoma« zur Regel werden. Damit sei, so meint der zuständige Referent bei der EU-Kommission in Brüssel, dem Verbraucher ein ausreichender Schutz vor Täuschung gegeben, »Nassrauch« auf dem Label entbehrlich.

Wer seine Würste beim Feuchträucher-Metzger kauft, kann, immerhin, oft auf einer Zutatenliste in einem separaten Ordner erfahren, was er so zu sich nimmt. Eine deutlichere Deklarierung, etwa direkt an der ausgestellten Wurst, ist nicht vorgeschrieben: Denn die Fleischerbranche hat erfolgreich gegen den »Schilderwald in der Wursttheke« gekämpft, und diese Praxis habe sich nach Ansicht der Bundesregierung »bewährt«, verkündete der zuständige Mann aus dem Bundesgesundheitsministerium anlässlich des 104. Deutschen Fleischer-Verbandstages im Jahre 1994 in München, wie die *Allgemeine Fleischer Zeitung* berichtete. Der Ministerialrat aus Bonn führte dort die Metzger, die es noch nicht wussten, in die moderne Welt der Fleischerzeugung ein, und empfahl, von traditionellen Vorstellungen Abschied zu nehmen. »Vor 40 Jahren entstand die Fleisch-Verordnung mit dem Hintergedanken, Fleischerzeugnisse hätten nur aus Fleisch zu bestehen. Dieser Grundsatz hat sich über die Jahre nicht halten können.« In Zukunft werde die Technik weiter voranschreiten. So sei es, sagte der Ministerialrat laut *Fleischer Zeitung*, »keine Frage, dass zukünftig die Marktbeteiligten alle technologischen Möglichkeiten nutzen werden«. Das heißt, dass »mehr mit Wasser gearbeitet« werde, aber auch »mehr Zusatzstoffe in die Wurst kommen«.

Einige dieser neuen Zusatzstoffe entfalten überaus segensreiche Wirkungen. So schützen brandneue Zusätze zu den Raucharomen das Fleisch vor Bakterienbefall, berichtete die Zeitschrift *Prepared Foods:* »Über Tausende von Jahren haben sich die Menschen auf das Räuchern verlassen, um das Fleisch zu konservieren. Nun haben Forscher den Geschmacks- und Farbaspekt beim Nassrauch zurückgestellt und konzentrieren sich wieder mehr auf die antibakteriellen Effekte.«

Vor allem die Firma Hickory Specialties hat sich hervorgetan mit einem neuen Zusatz namens Code V. Die Bazillenkiller können ganz einfach beim Duschen mit aufgesprüht oder ins Tauchbad gekippt werden. Sie helfen gegen Salmonellen und die gefürchteten E.coli-Bakterien, ja sogar gegen die E.coli vom Typ 0157:H7, die zu Durchfällen und oft auch zum Tode von Kindern führen kann.

Die Forschung geht da bisweilen merkwürdige Wege, denn das klassische Räuchern hatte ebendiese Effekte. Mit gigantischem forscherischem Aufwand werden nun traditionelle Methoden mit chemischen Mitteln wie etwa Säuregaben nachempfunden.

Tragisch nur: Der Adressat hinkt hinterher. Der menschliche Körper ist leider immer noch auf traditionelle Nahrungsmittel und Geschmacksbotschaften eingestellt. Auf die fabrikmäßigen Illusionen reagiert er häufig mit Irritationen.

7. Die Suppe lügt: Der Betrug am Körper

Über die Botschaft des Bratens an Hirn und Bauch. Das Essen als Fetisch. Fehlalarm im Verdauungstrakt: Weshalb der Geschmack eigentlich eine wichtige Aufgabe hat. Und wie das Warnsystem des Körpers überlistet wird.

Das Baby schreit. Herzzerreißend. Hungrig. Die Mutter nimmt es zur Brust. Baby nuckelt glücklich – und wendet sich dann mit Grausen: Die Mutter hatte Alkohol getrunken, Geschmack und Geruch ihrer Milch so verändert. Das Baby hat das gemerkt und fortan die Milch verweigert, um nicht selber Schaden zu nehmen.

Der Geschmack wirkt als Promille-Stopper: Instinktiv weist der Säugling die Nahrung zurück, wenn sein Körper merkt, dass sie ihm schaden kann. Für Physiologen ist dies ein Beleg dafür, dass Geschmack keineswegs ins subjektive Belieben gestellt ist: Der Geschmack ist nicht Geschmackssache, sondern übermittelt eine Botschaft. Geschmack hat Bedeutung, er signalisiert dem Körper, wie die im Magen zu erwartenden Speisen beschaffen sind. »Die Hauptaufgabe des Geschmacks liegt in der Kontrolle der Nahrung«, sagt der Sinnesphysiologe Jürgen Boeckh von der Universität Regensburg.

Dank jahrtausendealter Übung im Umgang mit den Nahrungsmitteln aus der umgebenden Natur hat der Körper ein Steuerungssystem entwickelt, das seine eigene Reaktion auf die Zufuhr von Speisen reguliert. Die Steuerung findet vollkommen unbewusst statt, im »limbischen System«, jenem Teil des Gehirns, das für Gefühle zuständig ist. Der Körper entwickelt Lust, Appetit, auf genau das, was ihm nährstoffmäßig fehlt. Das haben unter anderem Wissenschaftler vom Monell Chemical Senses Center im US-Bundesstaat Pennsylvania herausgefunden: »Die Auswahl der Lebensmittel, die den Ernährungszustand ja stark beeinflusst, wird zum großen Teil vom Geschmack gesteuert.« Mit den neuen Errungenschaften aus den Food-Fabriken ist er allerdings nicht so recht vertraut, es kann zu Irritationen kommen: »Die Regulationsmechanismen können heute leichter entgleisen«, schreibt ein Autorenteam um den Lebensmittelchemiker Udo Pollmer.

Ein verdorbenes Schnitzel stinkt, und es schmeckt eklig. Rohe Kartoffeln sind auch eher ungenießbar. Viele giftige Pilze schmecken scharf und bitter, einige machen sich schon durch stechenden Geruch bemerkbar. Verschimmelte Nudeln, verfaulte Äpfel: Stets dienen Geschmack und Geruch als Warnsignal.

Und weil derlei Warnungen überlebensnotwendig sein können, kommt der Mensch schon mit der Fähigkeit auf die Welt, sie wahrzunehmen: Geruchs- und Geschmackssinn gehören zu den frühesten Fähigkeiten des Menschen. Sie werden vermutlich schon vor der Geburt so weit entwickelt, dass der Säugling sich nasenweise nach der Mutter orientieren kann – und das Dargebotene ablehnen, wenn es etwa zu alkoholhaltig ist. Der Säugling nimmt über die Milch auch andere Geschmackserlebnisse auf: Je nachdem, was die Mama zu sich genommen hat, schmeckt ihre Milch eher Richtung Minze, Vanille oder Käse. Oder nach Nestlé: Der Nahrungsmittelmulti hat gar schon ein Pulver entwickelt, das Schwangere und Stillende nehmen sollen und das, so sagt die Firma, besonders gesund sein soll. So bekommt der Säugling, wiewohl das Pulver nach Firmenangaben »weitgehend geschmacksneutral« sei, dennoch schon in der Muttermilch eine subtile Nestlé-Note mit. Für das Kind wäre es, so meinen Geschmacksexperten, besser, wenn die Mutter dem Winzling schon eine Ahnung über die Vielfalt der echten Nahrungsmittel auf den Weg gäbe – und damit eine Ahnung dessen, was die Menschheit in jahrtausendelanger Übung an Kenntnissen über Genießbares und Ungenießbares erworben hat – und was mit den Genüssen anzufangen ist.

Denn gleich zu Beginn können die Babys einige der wesentlichen Botschaften des Geschmacks unterscheiden: Sie kommen mit den Geschmacksrezeptoren für süß, bitter und sauer auf die Welt. Süß signalisiert: Hier steht eine blitzschnell zu verwertende Energiequelle zur Verfügung. Bitter bedeutet: Vorsicht, es könnte sich um Gefährliches oder gar Giftiges handeln. Über die tiefere Bedeutung des Sauren sind sich die Wissenschaftler noch nicht ganz sicher. Möglicherweise ist daran Gesundes zu erkennen: Vitamin C beispielsweise ist bekanntlich sauer. Und salzig, die Geschmacksrichtung, die in den ersten paar Lebensmonaten entsteht, macht auf Mineralien aufmerksam, Salze, die ebenfalls lebensnotwendig sind.

Damit die Wahrnehmung auch stets ganz frisch ist, werden die Geschmackszellen ständig renoviert: Alle zehn Tage ersetzt der Körper selbsttätig die Hälfte der wichtigen Sensoren, sogar im Alter. Dann allerdings lässt das Geruchsempfinden nach – womöglich ein Grund dafür, dass nach neueren Studien ältere Menschen überraschenderweise »eher gewillt sind, ›novel foods‹, neugeschaffene Nahrungsmittel, zu probieren, zumal wenn die Senioren schon ein reduziertes Geruchsempfinden haben«, wie der Sinnes-Forscher Friedman meint.

Die ganz Jungen hingegen entwickeln die »Neophobie«, über die, unter anderem, der niederländische Forscher Egon P. Köster berichtet, die Angst vor dem Neuen. Volkstümlich ausgedrückt: Was der Bauer nicht kennt, das frisst er nicht. Das ist sehr vernünftig, beugt der Vergiftung vor. »Dieses

Verhalten«, so formuliert es die Deutsche Gesellschaft für Ernährung, »gilt als angeboren und hat sich im Laufe der Evolution als Schutzmechanismus gegen die Aufnahme toxischer Substanzen herausgebildet.« Will sagen: Die Kinder vertrauen auf das Bewährte. Das ist für die Hersteller von immer neuen Essprodukten natürlich verhängnisvoll. Aber es kann glücklicherweise gegengesteuert werden, wie die Autoren einer Studie über kindliche Konsumenten aus dem Micky-Maus-Verlag Ehapa berichten: »Wenn ein Produkt mehrere Male angeboten wurde und dessen Aufnahme keine negativen Konsequenzen gehabt hat, wird dessen Wertschätzung zunehmen.« Hilfreich ist, so die Studie der Micky-Maus-Anzeigenleute, wenn den Kindern eine bekannte, vertrauenswürdige Person den Verzehr eines neuen, unbekannten Nahrungsmittels »vorexerziert«. Denn vor allem die jüngeren Kinder zeigen »ein Nachahmungsverhalten ähnlich wie Küken«. »Auch kann die Wertschätzung der Kinder für ein bestimmtes Nahrungsmittel oder ein Getränk dadurch manipuliert werden, dass den Kindern eine Geschichte über dieses Nahrungsmittel erzählt wird«, so die Ehapa-Kinderstudie.

Besonders leicht gelingt diese Manipulation, wenn die Kleinen ganz früh schon an das Aroma der Fabriken gewöhnt werden. So haben Untersuchungen ergeben, dass Kinder, die früh schon Fertignahrung mit synthetischem Vanillin bekamen, später eine starke Vorliebe für diesen Geschmack entwickelten – viermal häufiger als Kinder, die mit Muttermilch gestillt wurden. Die modernen Kleinen kennen oft gar nichts anderes als den Geschmack von Konserven, von Pulvernahrung und Essen aus Gläsern und Dosen. Es beginnt oft schon mit der Kunstmilch von Alete oder Milupa, dann Brei von Milupa, dann die Gläschen von Hipp und Alete. Und ab einem Jahr, wenn die Kleinen eigentlich schon mit den Großen am Tisch essen könnten, gibt es allerlei Fertigmahlzeiten aus den Fabriken der Babykostproduzenten. Alles mit dem typischen Geschmack von Konserven und vieles mit Aroma aus dem Labor. Hipp beispielsweise serviert *Hipp Märchen-Land* oder *Soo groß*, dazu das Dessert *Soo fein*. Alete kontert mit *Tischlein deck Dich*. Und Milupa macht Umsatz mit einem Kindersortiment unter dem Familiennamen *Milupino*.

Zumal der Geschmack hier oft kein Indikator für wichtige Inhaltsstoffe ist. Denn häufig gilt: »Für den Geschmack sorgt die Chemie«, befand die Stiftung Warentest nach der Analyse von Fruchtzwergen & Co. Bei vielen Kinderprodukten gelte zudem: »Zu süß, zu fett, zu häufig Aromastoffe.«

Ohne Aroma aus dem Labor geht gar nichts bei Fertiggerichten, Schnellmenüs, Tütensuppen, auch bei vielen Kindermenüs. Aroma ist drin in Hipps *Junior-Tee Früchte*, Aroma ist auch in Aletes *Jogolino Erdbeere* enthalten, in der *Milupino Kindermilch* von Milupa, auch in der *Bebiviter Trink-Mahlzeit Vanille* und im *Stracciatella Milchbrei* von Humana.

Der Geschmack kommt also aus der Retorte, gewissermaßen aus dem Reich der Fabel. Märchen erzählt mithin nicht nur die Werbung für die neuen Nahrungsmittel, Märchen erzählen auch die Nahrungsmittel selber: Sie erzeugen eine Illusion von Erdbeeren, wo keine sind, eine Fiktion von Rind, wo dieses völlig fehlt. Stattdessen ist da bloß Aroma oder beispielsweise »Ribotide«, ein Geschmacksverstärker der japanischen Firma Takeda, der es zum »Marktführer in der Welt der Lebensmittelindustrie« (Eigenwerbung) gebracht hat. Ribotide ermöglicht, so der Firmenprospekt, eine »Suppe mit stärkerem Geschmack« zu kochen, bei der »die Gesamtmenge Fleischextrakt durch Ribotide ersetzt« wird. »Die Kostenersparnis ist offensichtlich«, meint der Prospekt. Da hat er sicher recht. Aber was meint der menschliche Körper dazu?

Der erwartet ja eigentlich Rind, er hat Hunger und Appetit auf Fleisch, er sieht die Suppe schon dampfen, er ist voller freudiger Erwartung. Eine sehnsüchtig-angespannte Situation, wie sie der Urahn aller Feinschmecker, Jean Anthèlme Brillat-Savarin, beschrieben hat: Im »Gedächtnis steigen Dinge wieder auf, die einst der Zunge geschmeichelt – die Phantasie glaubt sie vor sich zu sehen: es ist ein Zustand, traumartig. Dies ist nicht ohne Reiz, und wir haben tausend Eingeweihte in der Freude ihres Herzens rufen hören: ›Welche Lust an gutem Appetite – Notabene, wenn man eines glänzenden Mahles in Kürze gewiss ist!‹ Indessen regt es sich überall in der Nährmaschine: der Magen wird empfindlich, die Magensäfte scharf, die inneren Gase ziehen hörbar umher, der Mund füllt sich mit Speichel, und die Verdauungskräfte stehen alle unterm Gewehr, wie Soldaten, die nur noch den Befehl zum Sturm erwarten.«*

Und dann kommt Ribotide.

Was aber fängt der Magen des Feinschmeckers mit Ribotide an? Oder mit einem vegetarischen Rinderaroma von Bell Flavors & Fragrances? Gar nichts, meint der emeritierte Regensburger Sinnesphysiologe Jürgen Boeckh: »Da läuft der Apparat leer.« Denn, so Boeckh: »Die Aromen sind geeignet, den Körper auszutricksen. Wenn diese Geschmacksstoffe Rind signalisieren, dann wird das Hirn alarmiert, dann werden die Verdauungsdrüsen aktiviert, die das ganze System darauf einstellen, Rind zu verarbeiten. Jetzt läuft das Ganze leer. Da wird der Körper betrogen. Das ist physiologisch ein Mangelzustand.« Und die Folge ist: »saumäßiger Kohldampf«. Die reflexhafte Reaktion dann: weiteressen.

Der Geschmack irritiert den Körper also. Wo er doch bloß

* Jean Anthèlme Brillat-Savarin: Physiologie des Geschmacks oder Betrachtungen über das höhere Tafelvergnügen. Ausgewählt, übersetzt und eingeleitet von Emil Ludwig mit Holzschnitten der Ausgabe von 1864, Insel Verlag 1979 (1913).

ein ästhetisches Moment noch sein sollte, eine Verkaufshilfe, die ein schönes Lebensgefühl transportieren sollte, wie in jenen glücklichen Fernsehfamilien, die schon zum Frühstück die Fabrikpäckchen öffnen und auf den Teller kippen. Der Geschmack sollte den Genießer in angenehme Gesellschaft von Tennisstars und Schwimmnixen hieven, die am Gepriesenen nippen oder knabbern. Nun aber schafft er Komplikationen im Verdauungstrakt, nur weil er ein paar Lügenbotschaften versendet. Der Körper ist offenbar doch komplizierter, übersteigt bei weitem den Horizont der Technologen in Labors und Universitäten, arbeitet in seinem eigenen Kosmos und lässt sich von Pseudo-Nahrung nicht überlisten.

Ungeklärt ist ja auch, wie die Stoffe wirken, denen der Geschmack geraubt wurde, weil er störend wirken könnte. »Ribotide« ist nämlich auch geeignet, laut Herstellerangaben, »um metallische oder andere unerwünschte Beeinflussungen zu verdrängen«, oder um »bittere oder saure Einflüsse zu verdrängen«. Womöglich miede der Körper diese Dinge, wenn sie denn so blechern schmeckten. Womöglich miede er sie mit Bedacht, weil sie ihm nicht wohltäten. Der Geschmackssinn ist schließlich ein Kontrollsinn, und wenn etwas bitter, blechern oder sonst wie unangenehm schmeckt, dann ist die Aversion dagegen das Zeichen für ein funktionierendes Frühwarnsystem des Körpers. Was, wenn dieses gezielt ausgetrickst wird?

Und was ist, schließlich, mit den angeblich ganz gesunden Wohltaten, die uns die Industrie verkaufen will – ohne den natürlichen Geschmack? Wie beispielsweise jene ultragesunden Erzeugnisse aus Fischöl, PUFAs genannt (siehe Kapitel 12). Die haben »praktisch keinen Fischgeruch mehr«, sagt ein netter Herr namens Reto Muggli. Er hat bei der Pharmafirma Hoffmann-La Roche ein Verfahren entwickelt, um aus Fischabfällen diese PUFAs zu gewinnen, die anschließend in Brot und Kekse, Joghurt und Orangensaft eingebaut werden können. Die Babys sollen damit ganz prächtig wachsen und gedeihen, denn PUFAs, die mehrfach ungesättigten Fettsäuren (»Polyunsaturated Fatty Acids«), sollen bei Kindern die Sehkraft stärken, bei Erwachsenen Herzleiden verhindern und Rheuma lindern, die Schuppenflechte, Verkalkung, ja Krebs bremsen. Darauf sind Wissenschaftler aufmerksam geworden, weil Eskimos aus Grönland so gesund sind und selten was an Herz und Kreislauf haben: Sie verzehren unablässig Hering und Makrele, fette Fische mit vielen PUFAs. Fragt sich nur, ob die künstlichen PUFA-Gaben wirklich helfen. Immerhin essen die Eskimos ja echte Fische und nicht den geruchsfreien Hoffmann-La Roche Fischöl-Erdbeerjoghurt. Aber es ist tröstlich zu sehen, dass die Ernährungs- und Pharma-Konzerne sich bemühen, die Mängel auszugleichen, die durch die moderne Zivilisationskost entstehen.

Und diese Mängel häufen sich, sogar in Wohlstandsregionen. Kinder in Basel beispielsweise, der Heimat von Hoffmann-La Roche, leiden, wie mehrere Studien an 5000 Schülern zeigten, vielfach an Mangelernährung: Ein Drittel aller Kinder und Jugendlichen nehmen dort zu wenig Vitamine, zu wenig Mineralstoffe ein. In britischen Innenstädten breiten sich schon »Lebensmittelwüsten« aus, in denen die Versorgung mit vitaminreicher Frischware nicht mehr gewährleistet ist (siehe: Hans-Ulrich Grimm: Aus Teufels Topf. Die neuen Risiken beim Essen). Auch deutsche Kinder leiden mitunter Mangel, wie von Verzehrforschern angelegte Ernährungstagebücher zeigen: Ein Knabe namens Peter, 10, beispielsweise, aß laut Protokoll an einem Test-Tag zum Frühstück »nichts«, mittags Nudelsuppe, Schokolade und Fanta, nachmittags wieder »nichts« und abends »nichts«. Am nächsten Tag gab es dann abends immerhin Nudelsuppe, Blumenkohl und Fanta.

Ein Mädchen namens Anita, 9, lebte laut Protokoll vorwiegend von Nutella, Milchreis, Knäckebrot, Kaba und Kaugummi. »Mit einer derartigen Ernährung unserer Kinder wird der Grundstein für Krankheit und Siechtum gelegt«, ereifert sich die Biologin Annelies Furtmayr-Schuh.

Schon leiden viele Kinder an Knochenschwäche, der sogenannten Osteoporose, früher eine klassische Oma-Krankheit (»Witwenbuckel«). Der Grund: Jungen nehmen nur drei Viertel des Kalziums auf, das für ihren Knochenaufbau nötig wäre, Mädchen gar nur zwei Drittel. Mit einem halben Liter Milch wäre der Mangel zu beheben – stattdessen trinken sie häufig den »Kalzium-Räuber« Cola (siehe Kapitel 4). »Selbst Kleinbauern im Mittelalter«, meint Frau Furtmayr-Schuh, seien wohl »besser mit Nährstoffen versorgt gewesen als viele unserer Wohlstandskinder heute.«

Das betrifft nicht nur die Kinder. Weil immer mehr Menschen industriell gefertigte Lebensmittel verzehren, breiten sich die Mangelerscheinungen aus: »Heute geht es vorrangig um neue Produkte, die gezielt entwickelt werden, um größere Umsätze zu erreichen. Die ernährungsphysiologische Qualität tritt dabei in den Hintergrund«, meint der emeritierte Gießener Ernährungswissenschaftler Claus Leitzmann. In weiten Kreisen der Bevölkerung sei deshalb der Bedarf an lebenswichtigen Vitaminen und Mineralstoffen »nicht mehr gedeckt«.

Vor allem alte Menschen sind heute mehr und mehr unterernährt. Sie sähen häufig aus, so klagte Anfang 2003 die Ernährungswissenschaftlerin Daniela Rösler von der deutschen Gesellschaft für Ernährungsmedizin und Diätetik, wie ein »Strich in der Landschaft«. Vor allem Senioren in Heimen sind mangelernährt, wie bei einer Tagung verschiedener Fachgesellschaften 2002 im schweizerischen Luzern beklagt wurde. Der Grund, so ergab schon der Ernährungsbericht 1996 des Bundesgesundheitsministeriums: »zu geringe Nahrungsaufnahme«. Die Senioren, die vielfach nicht nur zu wenig Vitamine und Mineralstoffe zu sich nahmen, sondern überhaupt viel zu wenig aßen, waren vielfach schlicht untergewichtig. Eine Studie am Klinikum Starnberg ergab, wie bei der Tagung in Luzern berichtet wurde, dass die alten Leutchen durchschnittlich nur 49,53 Prozent der angebotenen Nahrung auch wirklich gegessen hatten.

Der Grund, so wusste schon der Ernährungsbericht von 1996: »Die Speisepläne in Seniorenheimen erfüllen oft nicht die Grundvoraussetzung für eine bedarfsgerechte Versorgung mit Energie- und Nährstoffen«, so die Studie, die von der Deutschen Gesellschaft für Ernährung erarbeitet wurde. Wenn die Alten ins Krankenhaus kommen, sind sie noch schlimmer dran: Nach einer amerikanischen Untersuchung zeigten dort von 250 Patienten über 65 Jahren fast 40 Prozent Zeichen einer Protein-Energie-Mangelernährung – ein Phänomen, das üblicherweise typisch ist für die ärmsten Hunger-Regionen der Welt.

Man kann ja Verständnis haben für die alten Herrschaften, die laut Ernährungsbericht die Nahrungsaufnahme oft auch aufgrund schlechter Erfahrungen nach dem Genuss verweigern: »Übelkeit, Unwohlsein, Völlegefühl, Erbrechen«. Die Mahlzeiten in Krankenhäusern und Pflegeheimen sind, wie auch das »Essen auf Rädern«, immer häufiger tiefgekühlte, vorgekochte und mit den fabrikkostüblichen Ingredienzen, Geschmacksverstärkern, Aromen, Emulgatoren aufgeblasene Produkte. Nullnahrung.

Die Großküchen mit ihren Fertigerzeugnissen haben dabei ihre eigenen, ganz speziellen Fertigkeiten: »Schnitzel zu braten ist keine Kunst. Aber systematisch nach Einsparmöglichkeiten zu suchen, fällt vielen normalen Betreibern schwer«, sagt laut *Süddeutscher Zeitung* der Geschäftsführer von Eurest, dem Marktführer unter den Groß-Lieferanten, der neben den Besuchern von Kantinen in wachsender Zahl auch die Insassen von Krankenhäusern abfüttert.

Das ist jetzt zwar schön billig. Aber die Alten verweigern die Aufnahme. Die um die unterernährten Senioren besorgten Mediziner haben offenbar die Hoffnung aufgegeben, mit der üblichen Hospital- oder Heimkost die Alten wieder aufpäppeln zu können. Wenn sie keinen Appetit haben, essen die älteren Herrschaften einfach nichts: »Ein Überreden zum Essen ohne Appetit gelingt zwar immer wieder, bleibt in vielen Fällen aber auch erfolglos«, so der Ernährungsbericht 1996.

Die Gegenstrategien sind oft ebenso originell wie kunstvoll: Die US-Psychologin Susan Schiffman etwa erprobte im Altenheim von Durham im Bundesstaat North Carolina einen besonderen Trick – Aromen aus dem Chemielabor: »Auch wenn es komisch klingt, warum sollten wir nicht ein Hühnchen, bevor wir es zubereiten, über Nacht mit Hühnchenaroma marinieren, wenn es älteren Menschen dann besser schmeckt?«

Ja, warum eigentlich nicht? Das Federvieh wird dadurch zwar nicht besser, auch hat es nicht mehr Nährstoffe, aber die Alten können wenigstens noch auf echten Knochen herumnagen. Und es bleibt ihnen erspart, was deutsche und Schweizer Mediziner schon erprobten: Flüssignahrung. Die High-Tech-Doktoren haben damit verblüffende Erfolge erzielt: Die Alten bekommen einen genau abgestimmten Nährstoffcocktail. Und sind damit nicht mehr darauf angewiesen, was ihnen täglich auf dem Teller so vorgesetzt wird. Ergebnis dieser liquiden Leckereien, so ergaben Studien in Heidelberg und in der Schweiz: eine deutliche »Besserung der körperlichen Verfassung«, ja sogar eine geringere Sterblichkeitsrate.

Bravo. Die Menschen leben länger, und sie leiden weniger. Die Mediziner haben ihr Mögliches getan: Die Kunst des Arztes ersetzt sogar den Appetit. Jenen Appetit, den der

Feinschmecker Brillat-Savarin noch als freudige Erregung empfand angesichts der zu erwartenden Genüsse. Doch womöglich sind feinschmeckerische Regungen ohnehin fehl am Platz, wenn lauwarmes »Essen auf Rädern« anrollt oder aufgewärmte Fertigkost droht.

Wenn der Doktor eingeschaltet werden muss, um dem Menschen das Nötigste an Nährwert zu geben, dann ist die Entkoppelung des Essens von seiner Bedeutung im Endstadium angelangt. Der Geschmack, der eigentlich die Körperfunktionen in die richtige Richtung lenken sollte, ist endgültig eliminiert worden. Irgendwo in der Großküche, in den vielen Filialen der Versorgungskonzerne verlorengegangen. Oder bloß noch als ästhetische Zugabe beigemengt worden. Der Nährwert aber ist andererseits auch irgendwo verflogen. Das Essen nützt nichts mehr, es spendet keine Energie, null Lebenskraft. Es ist, wie der Kulturhistoriker Stephen Mennell sagt, zum »Fetisch« geworden, eine Chiffre in der Welt der Waren. Es signalisiert, je nach Wahl der Ware, beispielsweise die Zugehörigkeit zur illustren Gesellschaft jener Tenniswelt, in der ebenfalls Nudeln oder Nutella genossen werden. Oder jener glücklichen Familien, die sich lachend um sonnenbestrahlte Frühstückstische versammeln. Doch ob solches Essen nun glücklich macht oder gar siegreich, ist zweifelhaft. Es nützt ja nichts.

Wenn das Essen nichts nützt, reagiert durchaus nicht jeder, wie die Alten, mit Boykott. Manche essen auch mehr, in der Hoffnung, doch noch einen Hauch Nährwert zu erhaschen. Kinder beispielsweise. Wenn die natürlichen Körperfunktionen ausgeschaltet sind, wenn der Geschmack nicht mehr Appetit und Sättigung regelt, dann fressen wir einfach weiter. Es tritt dann das wundersame Zivilisations-Phänomen auf, dass Menschen gleichzeitig übergewichtig und mangelernährt sind.

Und bei des Menschen liebsten Freunden läuft das, seit sie auch in die Zivilisation eingebunden sind, ähnlich. Sie werden gemästet, bis der Stall brummt. Neuester Geheimtipp dabei: Erdbeeren.

8. Dicker Hund: Wohlgeschmack als Masthilfsmittel

Warum Katzen Whiskas wollen. Weshalb Herr und Hund sich zivilisatorisch angleichen. Und: Allergische Katzen können jetzt wieder Hoffnung schöpfen. Dick dank Aromen: Ein Bekenntnis der Geschmacks-Industrie – und ein dürftiges Dementi.

Schweine lieben Erdbeeren. Die Sau grunzt glücklich, friedlich frisst sie, wenn es die roten Früchte gibt.

Nun soll das Borstenvieh dem Menschen ja sehr ähnlich sein, in mancherlei Hinsicht. Die Haut, so hören wir, sei von ähnlicher Beschaffenheit, der Hang zum Bauchspeck bei Mensch wie Schwein ganz ähnlich. Dass die netten fetten Viecher aber auch eine Vorliebe haben für Erdbeerkuchen, Erdbeeren mit Schlagsahne, vielleicht sogar Erdbeermarmelade, das ist neu. Das Publikum hätte vielleicht auch nie davon erfahren, wenn nicht die Firma Danisco sehr verdienstvolle Fütterungsversuche angestellt hätte.

Indessen: Warum soll es den Säuen besser gehen als den Menschen, deren unbegreifliche Gier auf Erdbeeren auf natürlichem Wege schon gar nicht mehr zu befriedigen ist? Auch die Schweine kriegen bloß: Aroma. Genauer: FLAVODAN™ SB-185, Futteraroma in Pulverform aus dem Hause Danisco, Geschmacksrichtung Erdbeere.

120 privilegierte Versuchsferkel, alle zwei bis sieben Wochen alt, durften antreten beim großen Vergleichsfressen im Nationalen Institut für Tierwissenschaften im dänischen Voulum. 30 von ihnen bekamen allerdings nur das »typische dänische

Ferkelfutter«, wie das Testprotokoll vermerkt: eine Mixtur aus Weizen, Gerste, Sojamehl, Fischmehl und einigen anderen Zutaten. Was ein Ferkel heute eben so frisst.

Die übrigen bekamen das Normalfutter mit den leckeren Aromazusätzen. 49 tolle Tage lang durften sie fressen so viel sie wollten, allerdings immer unter Aufsicht von Viggo Danielsen, dem Versuchsleiter von der Abteilung für Schweine- und Pferdeforschung an jenem Institut.

Das überraschende Ergebnis hat Viggo Danielsen festgehalten im Report No. 803 vom 4. Dezember 1991. Das Ergebnis war von weitreichender Bedeutung für die Firma. Denn es zeigte, dass dank Aroma die Schweine dicker und dicker wurden. Fortan warb Danisco mit dem nachweisbaren Mast-Effekt.

Das Ergebnis zeigt auch, dass das Schwein doch weit näher am Menschen dran ist, als wir uns das vorstellen, jedenfalls hinsichtlich der Geschmacksvorlieben. Denn: Die armen Ferkel, die nur das normale Futter bekamen, nahmen nur 301 Gramm am Tag zu. Verständlich, denn wer möchte sich schon mit so einer Soja-Fischmehl-Pampe mästen lassen.

Aber: Die Genießer aus der Gruppe, die sich an FLAVODAN™ SB-185 gütlich tun durften, dem Erdbeerfutter, nahmen täglich um 322 Gramm zu. Das ist kein Wunder, denn von dem leckeren Beerenimitat fraß jedes der glücklichen Versuchsferkel verständlicherweise mehr als die armen Normalköstler. Und nahezu spektakulär ist die Tatsache, dass die Ferkel in weiteren Gruppen noch mehr zunahmen: Sie bekamen, gewissermaßen als Nachtisch, FLAVODAN™ MC-147 – Sahne! Sahne-Aroma, um genau zu sein. Damit nahmen sie sogar 325 Gramm täglich zu – was den Schluss nahelegen könnte, dass Schweine nicht nur Erdbeeren lieben, sondern am liebsten die Erdbeeren mit Schlagsahne genießen – genau wie wir.

Nun wäre es sicher ungerecht, wenn nur die kleinen Dänenferkel in den Genuss von Erdbeeren und Schlagsahne kämen. Aber die Firma Danisco ist glücklicherweise recht groß, sie macht weltweit einen Umsatz von 17 Milliarden dänischen Kronen, über 2 Milliarden Euro. Und sie ist in 38 Ländern rund um den Globus vertreten: überall in Europa, zudem in Argentinien, Brasilien, Chile, Japan, Kanada, Kolumbien, Malaysia, Mexiko und den USA. Kein Schwein der Welt muss also auf sein aromatisches Soja-Fischmehl-Frühstück verzichten.

Und auch die Menschen werden versorgt: Danisco zählt sich zu den weltgrößten Herstellern von Lebensmittel-Zutaten, liefert auch Aromen für Menschen und allerlei andere Additive für die Lebensmittelproduktion sowie, so ist die Welt halt heutzutage, auch für die Plastik-Industrie.

Wie es den Menschen ergeht, die solche Zutaten verzehren, kann man am Tiermodell vielleicht studieren, beispielsweise an jenen Ferkeln, die Danisco-Geschmack im Futter hatten.

Die Versuchsgruppe, ausgewählte holländische Ferkel auf einer Farm mit 1000 Schweinen, durfte probeweise das spezielle feine Futter probieren: Sie bekamen einige Wochen lang eine prima Mischung mit Vanille-Schoko-Geschmack Marke FLAVODAN™ SW-794 und legten auch kräftig Pfunde zu.

Dank einer üppigen Vielfalt von Geschmäckern müssen die Massenstallbewohner nicht immer das eintönige Mastfutter fressen: Danisco allein bietet schon Dutzende von Geschmacksmischungen an, darunter Aprikose und Pfirsich, Kokosnuss und Karamell, Himbeere und Pfefferminz. Das liebe Vieh wird förmlich überschüttet mit Geschmack: Die beiden zum Geschmacks-Giganten Symrise verschmolzenen Aromalieferanten Dragoco und Haarmann & Reimer versorgen auch das liebe Vieh, und auch die Tierproduzenten selber mischen im Aroma-Business mit: Der im Geflügel-Business international operierende Cuxhavener Lohmann-Konzern hält in seiner Pharma-Sparte »Lohmann Animal Health« laut Prospekt auch die von den Haustieren bevorzugten Aromen »in verschiedenen Varianten für alle Tierarten« bereit.

Denn weil die Haustiere nicht immer nur Pfirsich und Himbeeren mögen, haben die Aromakünstler auch die Leibspeisen für unsere vierbeinigen oder gefiederten Freunde nachgebildet: Bell Flavor & Fragrances hat fürs Pferd beispielsweise die Geschmacksrichtung »Heu & Kraut« im Angebot, für Schweine sogar »Trüffel«. Die Katze kriegt, ganz ohne Jagd und Mühe, ein Aroma Marke »Maus«, und für Hühner haben die Chemiker eine Komposition vom Typ »Regenwurm« zusammengestellt – eine besonders bewundernswerte Leistung der Labor-Mannschaft, vor allem hinsichtlich der sicher schwierigen Untersuchung, wie denn wohl das Original schmeckt.

So bekommen unsere Mitgeschöpfe, die ja oft genug in dunklen Ställen, auf rutschigen Böden oder gar in kleinsten Käfigen vegetieren müssen, eine dumpfe Ahnung von den Gaumenfreuden, die ihre Ahnen in der Natur genossen und als instinktive Vorliebe auch an die fabrikmäßig fleischproduzierenden Artgenossen vererbt haben. Und auch die vierbeinigen Hausgenossen, die ein langweiliges Leben als Schoßtier oder hochgezüchtetes Dekorationsobjekt führen müssen, dürfen mehrmals täglich einen Hauch von freier Wildbahn im Futternapf erschnuppern.

Es ist indessen nicht das Mitgefühl zur Kreatur, das die Futterproduzenten zum Geschmackstopf greifen lässt. Oft müssen die Kunstaromen nur kaschieren, dass der Fabriklandwirt am Futter gespart hat. Ein Schwein, das Rindvieh, könnte die Nahrungsaufnahme verweigern. Doch Aromen im Futter können den »anrüchigen Geschmack von billigsten Futterrationen effektiv maskieren«, verkündet der US-Produzent Agrimerica im Prospekt für seine Futteraromen.

Auch Danisco wirbt mit diesem Effekt bei seinen FLAVODAN-Aromen: »Maskiert unangenehme Zutaten« und ermöglicht so »mehr Flexibilität und verringerte Kosten bei Futter-Rezepturen«. Das gilt selbstverständlich, jedenfalls in der Werbung, nur fürs Tierfutter.

Da spielt es aber eine ganz große Rolle, dass die Tiere Dinge fressen, die ihnen eigentlich unangenehm aufstoßen würden. Aroma hilft, die natürliche Ekelschwelle zu überlisten. Ganz vorn dabei ist seit Jahren die – jetzt im neuen Konzern Symrise aufgegangene – deutsche Firma Haarmann & Reimer. In ihrem Prospekt verkündet das Unternehmen in schöner Offenheit, dass diese Labor-Aromen eigens dazu angetan sind, üble Geschmacksnoten zu übertünchen, bei denen das arme Vieh sonst in Alarmstimmung käme.

Das »Spezialaroma« *Bigarol PomaromP* etwa, das auch Rindviechern vorgesetzt wird, »maskiert unerwünschte Futterfett-Noten«, und zwar mit dem Geschmack von Äpfeln. Die armen Schweine bekommen NectaromP, es bringt eine »harmonisch mit Waldmeister abgerundete Vanille-Milch-Note« ins Menü, das in Wahrheit grauslig schmecken würde: Das WaldmeisterAroma aber ermöglicht: »Beste Kaschierung von medizinischen, metallischen und chemischen Noten bei Mineralfuttermischungen.«

Bigarol LacraomP für Kälber (»Süße Kokos-Vanille mit einer Buttermilch-Note verfeinert und fruchtig abgerundet«) »maskiert hervorragend Bitterstoffe, Futterfett-Noten und Eigennoten von tierischen Proteinträgern, Tier-, Fisch-, Blutmehl«.

Manche Aromen gaukeln dem armen Tier sogar vor, es fräße leckeres, artgerechtes Futter. *HerbaromL* für Rinder etwa: Es »vermittelt den typischen Geruch von frischem Heu einer Kräuterwiese«. Ein Hauch von Alm im Massenstall – dabei ist nur eine handelsübliche Kraftfutter-Mixtur im Trog.

Just jene Zutaten aber, deren verdächtiger Geschmack »maskiert« wird, sind oft ungesund: Als eine der Ursachen für die Rinderkrankheit BSE gilt bekanntlich der Umstand, dass die Tiere artwidrigerweise Tiermehl bekamen. Und der belgische Dioxinskandal entstand, weil im Tierfutter verseuchtes Fett war. Auch die medizinischen Geschmacksnoten mögen die Viecher offenbar nicht – sie sind auch nicht gut, weil sie bekanntlich langfristig die Wirkung von Antibiotika beeinträchtigen. Die armen Tiere aus der Quälzucht aber müssen regelmäßig Medikamente fressen, um gegen die vielen Krankheitserreger im Massenstall gewappnet zu sein. Die Tiere wollen das eigentlich nicht, sie »haben ein Problem mit der Annahme einer Medizin, wenn diese ohne ein überdeckendes Aroma verabreicht wird«, weiß der Aromaproduzent Bell Flavors & Fragrances, der dankenswerterweise eine aromatische Lösung für das Problem parat hat.

Die moderne Tierwelt birgt für den Unkundigen immer wieder Überraschungen. So ergaben Untersuchungen an in- und ausländischen Süßwasserfischen vor einigen Jahren plötzlich unerklärlich hohe Gehalte an Moschusduft. Üblicherweise pflegen sich Forellen oder Saiblinge ja nicht zu parfümieren, bevor sie sich paaren oder zu kleinen Ausflügen in den See stechen. Umweltforscher vom Kölner Katalyse-Institut äußerten deshalb 1995 nach Auswertung einiger Fisch-Analysen die Vermutung, dass der Stoff in Fischfarmen dem Futter beigemengt wird, damit dessen »unangenehmer Geruch« übertüncht wird.

Parfüm fürs Fischfutter, weil dieses zum Himmel stinkt?

Noch in den entferntesten Weltgegenden werden die Fische in Massen zusammengepfercht und mit einem Futtercocktail traktiert, der wohl nur mit starken Geschmacks-Masken erträglich ist. Denn die Fische sind, ebenso wie die Viecher im Massenstall, ständig krankheitsbedroht. Im Jahre 2002 protestierten Umweltschützer von der Organisation Friends of the Earth gegen die Praktiken des niederländischen Lachs-Multis Nutreco, der in seinen chilenischen Meeresfarmen umweltschädliche Intensivmast betreibe. Im Pazifik vor der chilenischen Küste werden Lachse deshalb, wie die *Frankfurter Allgemeine Zeitung* (*FAZ*) schon im Dezember 1996 berichtete, mit einem Cocktail von Antibiotika behandelt: Amoxicillin, Sulfamerazin, Nifurpirinol, Erythromycin, Chlortetracyclin. Nur so kann der Lachs, der in der Massenzucht zum »Schwein des Meeres« (*FAZ*) mutiert ist, vor Parasiten und Gebrechen geschützt werden. Vor der Furunculosis etwa, oder vor der Seelaus, die sich in der Haut des Lachses einnistet, das Gewebe zerstört und sich laut *FAZ* »bei Käfighaltung ins Unerträgliche vermehren kann«.

Diese Läuse haben auch die Massen-Lachse aus britischen Gewässern als Lebensraum entdeckt – und treten dort jetzt ihrerseits massenhaft auf. Die Lachsmäster im Vereinigten Königreich sind daher auf ein Mittel verfallen, das für diesen Zweck eigentlich gar nicht vorgesehen ist: Ivermectin. Es wirkt prima: Ins Fischfutter gegeben, lässt es die Läuse ganz einfach vom Lachsrücken fallen. Dass auf der Packung vermerkt ist, das Mittel dürfe keineswegs in die Nähe von Wasserläufen gelangen, da es »aquatische Organismen schädigen« kann, kümmert die Quälfischer offenbar nicht: Nach einem 1996 erschienenen Bericht des Wissenschaftsblattes *New Scientist* haben britische Veterinäre in den drei Jahren zuvor in 10 Prozent der verkauften Lachse Ivermectin-Spuren entdeckt.

Antibiotika sind überall. Mittlerweile gar dort, wo sie keiner vermutet. Und sie kommen immer näher, rücken ins Wohnzimmer vor. Allerdings inkognito. Denn die Futterindustrie produziert in derartigen Mengen, dass offenbar bisweilen der Überblick verlorengeht, für welchen Napf welches Produkt bestimmt ist.

Die Schattenseiten dieser industriellen Produktion von Heimtiernahrung erlebten niederländische Katzenfreunde im Sommer 1996: Monatelang ängstigten rätselhafte Katzenlähmungen ihre Besitzer. 800 Katzen waren binnen kurzem von der unerklärlichen Krankheit befallen. Drei Monate lang fahndeten Tierbesitzer und Veterinäre nach den Ursachen. Eines stand schon bald fest: Alle Gelähmten hatten Futter der Marke »Felix« und »Tom Poes Viariantjes« gefressen. Üblicherweise lähmt dies die Tiere nicht. Es war aber, wie sich herausstellte, bei den Vorprodukten eines ungenannten Zulieferers ein Antibiotikum hineingeraten. Aus Versehen. Es wird normalerweise nur bei Hühnern und Schweinen verwendet, kann aber bei vielen anderen Tieren zu Lähmungen oder gar zum Tod führen.

Herrchen und Frauchen, die Hunde und Katzen hätscheln, wähnen sich gemeinhin fernab der bösen Welt der industriellen Quälzucht. Sie kaufen teure Kleinstportionen von liebevoll zubereiteten Leckereien für ihre Liebsten – und wollen kaum zur Kenntnis nehmen, dass sie sie von den gleichen Produzenten beziehen, die auch die Mastmittel für die geknechteten Massenviecher liefern. Sie wähnen sich in einer anderen, tierfreundlichen Welt – und bewegen sich doch im gleichen Kosmos artwidrigen Umgangs mit der Kreatur.

Und oft verfüttern sie an ihre vierbeinigen Lieben just den Müll, der sonst nicht mehr zu entsorgen ist. Der »Katzenjammer« *(Frankfurter Rundschau)* war daher laut und vernehmlich, als im Herbst 1996 die britische Regierung eine Anweisung erlassen musste, wonach Haustierfutter und Viehfutter fortan getrennt zu produzieren sei. Es hatte sich herausgestellt, dass auch Katzen eine besondere Form des Rinderwahns BSE bekommen können. Und die Gefahr droht ihnen täglich. Denn die Futterfabriken vermischten offenbar munter Fleischreste und Knochenmehl von BSE-verdächtigen

Viechern mit den Rationen fürs Haustier. Ereiferte sich der Labour-Abgeordnete und Mikrobiologe Martyn Jones: »Das Ganze ist eine erstaunliche Enthüllung. Dieses Zeug ist so gefährlich, dass man nicht einmal die Genehmigung hat, es zu vergraben. Stattdessen wird man es los, indem man es an die Haustierfutter-Industrie verkauft. Wahrscheinlich ist es als Füllmittel in jedem Katzenfutter enthalten.«

Ein Schock. Wo doch Katzenbesitzer wie Hundehalter ihre ganze Libido auf ihre Tierchen richten und viel Geld ausgeben fürs Futter, damit Mieze und Fiffi auch in jeder Lebenslage ganz gewiss richtig ernährt werden. Und sich in dem Glauben wiegen, die »Gourmet«-Mahlzeiten und »Schlemmer«-Dosen seien so gesund wie das, was sie selber essen.

Wahrscheinlich haben sie recht. Zumindest der Geschmack wird wohl oft ganz ähnlich sein. Zwar wird das Mäuse-Aroma nur der Katze vorbehalten sein, das Regenwurm-Imitat nur dem Huhn. Aber allmählich scheint es eine gewisse Angleichung zu geben in den Geschmacksvorlieben.

Weil offenbar viele Hunde die Vorliebe ihrer Herrchen für Italienisches teilen, hat der US-Hersteller Thompson das Hundefutter »Pasta Plus« auf den Tisch bzw. in den Napf gebracht – ganz so, wie es auch die Menschen lieben. »Fleisch, Pasta und Käse – die ideale Art, Hunde gesund und abwechslungsreich zu ernähren«, wirbt der Hersteller. Und sogar noch *al dente* soll die »Soft Pasta« genannte Teigware bleiben, oder wenigstens so ähnlich: »Dank eines patentierten Herstellungsprozesses bleiben die Pasta-Stückchen weich und kaufähig« – und sorgen für ein »ganz neues Geschmacks- und Fresserlebnis«.

»Menschen ernähren ihre Tiere wie sich selbst«, sagt die Münchner Tiernahrungs-Expertin Professor Ellen Kienzle. Bell hat zum Beispiel bei seinen Tieraromen auch die Geschmacksrichtungen Butter, Käse, ja sogar Hüttenkäse im

Angebot. Das hatten die Tiere, ganz früher, in freier Wildbahn ganz sicher nicht, und auch in ihrer Karriere bis hin zum Haustier mussten sie lange warten, bis sie so etwas bekamen. Oder gar Schokolade, wie jetzt von Danisco.

Mensch und Haustier essen auch im gleichen Rhythmus, der Trend geht, wie das Marktforschungsinstitut Nielsen beobachtet hat, zu den »kleinen Mahlzeiten zwischendurch«. Fürs Tier darf es etwas teurer sein: Die 200-Gramm-Packung Müsli-Snack der Marke Frolic-Cornaro ist doppelt so teuer wie das Pausensnack-Pendant fürs Herrchen.

Da ist für die Firmen einiges zu holen: Fast 3 Milliarden Euro geben die Deutschen pro Jahr für ihre Lieblinge aus, ebenso viel die Franzosen. Mehr als 2 Milliarden davon für Fertignahrung. Allein der weltgrößte Nahrungs-Multi Nestlé steigerte seinen Umsatz mit Erzeugnissen fürs Heimtier von 6 Milliarden Schweizer Franken im Jahr 2000 auf fast 11 Milliarden 2002. Schon fressen jeder zweite Hund und 54 Prozent aller Katzen Fertiggerichte. Das Wachstum wird angekurbelt durch machtvolle Werbung: Marktführer Masterfoods, ehedem Effem (Chappi, Kitekat) zählt zu den 15 größten Werbetreibenden Deutschlands, gibt mehr als 100 Millionen Euro pro Jahr für Reklame aus, mehr als McDonald's oder Volkswagen. Und der Erfolg von Whiskas, Frolic, Chappi stimmt auch die großen Giganten der Lebensmittelbranche ganz euphorisch: »Tierfutter ist für Nestlé weltweit ein strategisches Wachstumsfeld«, sagt der Marketingleiter der deutschen Tochter Friskies-Tiernahrung GmbH in München. Auch der westfälische Wurstfabrikant Stockmeyer expandiert. Er hat, wie Nestlé, auch die Menschenverköstigung als Basis, führte etwa eine erfolgreiche Kinder-Linie ein, und bringt es dank des Erwerbs der niederländischen Saturn Petfood B.V. auf einen Umsatz von 240 Millionen Euro. Das sind allerdings Marginalien gegen den Marktführer Masterfoods, der mit

Whiskas, Chappi, Pal allein in Deutschland 1 Milliarde Euro umsetzt – zwei Drittel des Branchenumsatzes. Und der Profit soll weiter wachsen; zu den erfreulichsten Zukunftserzeugnissen gehören Diätprodukte. »Dieser Trend wird sich in nächster Zeit fortsetzen«, sagt ein Funktionär vom Industrieverband Heimtierbedarf.

»Bont light« beispielsweise, ein Trockenfutter in Säcken, hält laut Hersteller »auch ältere Hunde optimal in Form und sorgt dafür, dass es nicht zu Gewichtsproblemen kommt«. Auch für Allergiker ist etwas dabei: »Animonda Sensitive cat«, die »Vollkost für ernährungssensible, zu allergischen Reaktionen neigende Katzen«, erhältlich in den »aktuellen« Geschmacksrichtungen Lamm + Reis sowie Pute + Reis. Von der Firma Trofizoon gibt es für die gesunde Darmflora die »Verdauungshilfe«, eine »Multivitaminpaste« fürs geschwächte Katzentier. »Hair Repair« kriegt auch der Hund. Das sorgt nicht nur für gesunde Haut und glänzendes Fell, sondern senkt auch den Cholesterinspiegel. Sogar ein Anti-Stress-Mittel für Hund, Katze und auch Vogel ist zu haben. Selbst Fische, Schildkröten, ja sogar die gemeine Hausratte können in »besonderen Lebenssituationen« Stärkung gebrauchen. Für alle gibt es spezielle Diät-Ernährung, wie zum Beispiel im Falle der Ratte die »Multivitamin-Tropfen Nager«.

Ein freies Tier braucht so etwas nicht: Streunende Katzen, so fanden britische Forscher nach einer 1996 in der Zeitschrift *Ethology* veröffentlichten Studie heraus, stellen sich ganz selbsttätig eine ausgewogene Ernährung zusammen, mit ausreichend Nährstoffen, Mineralien, Vitaminen.

Das gesunde Gespür ist den Haustieren abhandengekommen. Sie bilden mit den Menschen mittlerweile eine Schicksalsgemeinschaft auch bei den Gebrechen. Wo sie so eng zusammenleben, ihre Lebensmittel von den gleichen Lieferanten bekommen, sie im gleichen Rhythmus verzehren, da gleichen sich offenbar auch die Leiden an. Herr und Hund pflegen gemeinsam ihre Zivilisationskrankheiten wie Arthrose, Diabetes, Ekzeme, Allergien. Und: Sie sterben auch an ähnlichen Erkrankungen. »In Altersverhalten und Todesursachen ähneln sich Mensch und Hund immer mehr«, sagte die Bonner Zoologin Helga Eichelberg nach der Auswertung von 9248 Todesfällen bei Hunden. 27,3 Prozent der Hunde und 24 Prozent der Menschen starben an Krebs, 4,8 Prozent der Menschen und 7,8 Prozent der Hunde sterben an Erkrankungen der Verdauungsorgane.

Am meisten plagt die armen Tiere zu Lebzeiten wie die Menschen übergroße Körperfülle. In den USA sind schon, nach Schätzungen von Tierärzten, bis zu 40 Prozent der Hunde und Katzen zu fett. In Los Angeles wurde deshalb jüngst ein Fitnessclub für Hunde eröffnet, in dem Bello und Rex ihre Pfunde auf dem Laufband abstrampeln können. »Das Übergewicht bei Haustieren scheint genauso problematisch zu sein wie das Übergewicht bei Menschen«, sagt die amerikanische Tierernährungsspezialistin Dr. Elisabeth Hodgkins. Denn »die Hunde können nicht mehr unterscheiden zwischen dem, was sie brauchen, und dem, was sie wollen«.

Das kommt natürlich nicht ganz von ungefähr. Denn es wurde einiges an menschlicher Geistesleistung darauf verwendet, den Tieren die instinktive Fress-Bremse, das natürliche Gefühl für Sättigung, abzugewöhnen. Zum Beispiel bei der im Symrise-Konzern aufgegangenen Firma Haarmann & Reimer, der Aromafabrik aus Holzminden. Sie liefert auch feinen Geschmack an die Produzenten von Hunde- und Katzenfutter. Und für deren Bilanzen ist es, wie Haarmann & Reimer knallhart beweisen kann, zweifellos besser, wenn sie in ihre Dosen den Geschmack aus den Holzmindener Labors hineinmixen.

Das Verfahren hat die Aromafabrik sogar zum Patent angemeldet beim Europäischen Patentamt, unter der Nummer 0 043 486 A 2. Es betrifft ein »neues Aromamittel für Tierfutter, ein Verfahren zum Verändern des Aromas, bzw. Duftes von Tierfutter und das nach dem Verfahren hergestellte Tierfutter«. Denn, so die Patentschrift: »Tiere, insbesondere Haustiere, bevorzugen bestimmte Nahrungsmittel, wobei das Aroma eine ausschlaggebende Rolle spielt. Aus diesem Grunde kommt der Aromatisierung von Tierfutter eine besondere Bedeutung zu.«

Die Firma hat nun ein Aromamittel gefunden, das einen etwas komplizierten Namen hat: 2-Methyl-3-mercaptothiophen. Glücklicherweise müssen die Tiere das Zeug nicht aussprechen, sondern nur fressen, und das tun sie laut Patentschrift liebend gern: »Tierfutter mit dem erfindungsgemäßen Aromamittel wird von den Tieren besonders bevorzugt.«

Das wurde natürlich in Tests ausgiebig geprüft. Die Versuchsleiter gaben Hunden und Katzen zwei Näpfe: einen mit normalem Futter, einen mit dem aromatisierten Futter. Beide Näpfe wurden so gut gefüllt, dass die Tiere sie sicher nicht leer fraßen. Nach jeder Mahlzeit wurde gemessen, was sie in dem jeweiligen Napf übrig ließen. Die Hunde durften sieben Tage lang testen, die Katzen an zehn Tagen.

Das Ergebnis: Alle Viecher bevorzugten den Aroma-Fraß. Die Hunde entnahmen davon durchschnittlich 61,3 Prozent, vom nichtaromatisierten nur 38,7 Prozent. Die Katzen favorisierten das Futter mit dem künstlichen Geschmack noch deutlicher: Sie schluckten 70,1 Prozent vom Aroma-Futter und vom anderen nur 29,9 Prozent.

Wenn Katzen also, wie zu hören ist, Whiskas kaufen würden, dann könnte es ja daran liegen, dass der feine Geschmack aus der Fabrik drin ist: »Whiskas mit Rind«, »Whiskas mit Lamm und Geflügel« hat es, auch »Sheba mit Seezunge in Aspik«. Auch das »Gourmet Dinner« von Friskies, der Tierfutter-

Tochter von Nestlé, enthält das industrielle Aroma, und auch die Spezialität mit Rind und Huhn für erwachsene Katzen aus dem gleichen Hause. Herrchen kann das allerdings nur auf den amerikanischen Etiketten lesen – auf den deutschen steht da nichts.

So werden auch Hund und Katze ein wenig an der Nase herumgeführt. Dafür haben sie, andererseits, Geschmackserlebnisse, von denen ihre vorindustriellen Ahnen nie etwas ahnten.

Wie jene kleinen, glücklich grunzenden Ferkel, die nun endlich dem geheimen Urtrieb nach Erdbeeren mit Schlagsahne folgen können. Dass sie so schnell an Mastgewicht zunahmen, sollte auch den Menschen zur Mahnung dienen.

Denn auch sie können durch Aromen mehr zunehmen, als ihnen lieb ist. Das räumte selbst der Lobbyverband der Aromaindustrie ein, der »Verband der Deutschen Essenzenindustrie«.

In einem Informationsblatt mit der Überschrift »Aromen – Fragen und Antworten« schrieb der Verband: »Schließlich ist anzumerken, dass Gesundheitsschäden, die auf dem Verzehr aromatisierter Lebensmittel beruhen, bislang nicht bekannt geworden sind, sieht man vom Übergewicht ab.«

Das Bekenntnis trägt das Datum vom 22. 1. 1996 und wurde jahrelang, von der Öffentlichkeit weitgehend unbemerkt, verbreitet.

Als aber die Geschmacksfragen ein gewisses allgemeines Interesse erfuhren und auch die Übergewichtsprobleme immer drängender wurden, wollte die Aroma-Lobby davon nichts mehr wissen. Und verbreitete, wahrheitswidrig, ein Dementi, distanzierte sich von der »Behauptung«, dass »Aromastoffe zu Übergewicht führen können«. Auf ihrer Internetseite (www.aromenhaus.de) verkündete der Verband nun: »Solche Aussagen sind in dieser Form vom Verband der Deutschen

Essenzenindustrie nicht verbreitet worden und sind daher irreführend.«

Die Dicken seien selbst schuld, zum Übergewicht führe »das ungezügelte Essverhalten«.

Wie gut, dass die Geschmacksindustrie auch ein Gegenmittel bereithält, das zur schlanken Linie führen soll: Süßstoffe.

Die armen Ferkel allerdings, die für den Zusatzstoffkonzern Danisco schlemmten, sollten auch hier zur Mahnung dienen: Einige von ihnen durften ein künstlich-süßes Geschmackserlebnis genießen – Erdbeeren mit Süßstoff: Sie waren dann die absoluten Rekordhalter bei der aromaforcierten Mastkur: Während die Ferkel mit dem aromalosen Normalfutter nur 301 Gramm pro Tag zulegten, brachten es die aus der Gruppe mit Erdbeeraroma plus Süßstoff auf 326 Gramm pro Tag. Rekord!

Das ist nicht nur für Diät-Apostel von Bedeutung. Denn viele Esser schlucken die Kunst-Süße eher unfreiwillig: Immer mehr Hersteller ersetzen den teuren Zucker durch billigen Kunst-Stoff.

9. Heimlich light: Der unmerkliche Siegeszug des Süßstoffs

Weshalb saure Gurken bei Mastkuren sehr zu empfehlen sind. Warum Plastik für süße Gefühle sorgen kann. Vom Segen der Chemie: Über blühende Geschäfte mit Illusionen, gefälschte Studien und Schäden im Hirn.

Der junge Mann mag die Chemie. Vor allem im Essen. Denn die künstlichen Zutaten, so sagt er, seien absolut sicher und sehr gesund und stünden unter ständiger Beobachtung: »Da weiß ich, was drin ist. Das ist gut getestet.« Die Natur hingegen ist ihm eher suspekt, sie produziert Wildwuchs und wird von ihm nach Möglichkeit gemieden. Denn: »Die Natur ist nicht so gut kontrolliert.«

Dieses weiße Pulver kommt seinen Vorlieben daher sehr entgegen: »Total chemisch«, jubelt der junge Mann und lächelt glücklich. Der junge Mann heißt Andreas W. Lotz, er ist Direktor für Verkauf und Marketing in der amerikanischen Filiale von Hoechst Food Ingredients, einer Lebensmittelabteilung der Chemiefirma Hoechst. Seine Firma produziert das weiße Pulver in riesigen Mengen und mit Zuwachsraten von bis zu 50 Prozent alljährlich.

Das war schon vor einigen Jahren. Mittlerweile ist bei der Firma Hoechst einiges umgemodelt worden, das weiße Pulver wird jetzt von der Tochterfirma Nutrinova hergestellt. Nur eines hat sich nicht verändert: Das Zeug ist immer noch wahnsinnig erfolgreich.

Das weiße Pulver ist ein chemisch erzeugter Kunststoff,

also pures Plastik. Seine Beliebtheit verdankt er einer Eigenschaft, den die Chemiker 1967 zufällig entdeckt haben: Er schmeckt süß. Allein in Deutschland wurde er 1996 in 700 Millionen Liter Getränke gemischt. Seit der US-Zulassung im Juli 1998 werden die Amerikaner mit der Kunst-Süße überschwemmt, etwa im Leicht-Drink »Pepsi One«. Und weil er so erfolgreich ist, haben die Strategen von Nutrinova die Produktionskapazitäten stark ausgebaut. Der Plastik-Süßstoff ist in Portugal und Barbardos, Bolivien, Trinidad und Guatemala zu haben: »Auf unserer Landkarte gibt es kaum noch weiße Flecken«, freut sich Professor Gert-Wolfhard von Rymon Lipinski, Nutrinova-Süßstoffspezialist, der für sein Sunett durch die ganze Welt jettet und selbst den Indern die Vorzüge nahezubringen versucht.

Natürlich wurde der künstliche Süßstoff ausgiebig getestet. 1988 erteilte die US-Lebensmittelkontrollbehörde FDA die Zulassung als Zucker-Ersatz in Kaugummi und Getränken, Instant-Kaffee und Tee, Desserts, Puddings und Sahne-Ersatzpulvern. Mittlerweile ist er in 90 Ländern zugelassen, seit 2002 auch für Medikamente in Japan, was die Firma besonders freut, weil damit auch anderswo Schnupfenmittel und andere Arzneien mit dem Stoff gesüßt werden können.

Amerikanische Verbraucherschützer raten dennoch vom Verzehr ab. Die Ernährungsexperten des Center for Science in the Public Interest haben den Kunststoff Acesulfam K, der unter dem Namen Sunett vertrieben wird, auf eine Liste von zehn Zutaten gesetzt, die vom Speiseplan zu streichen seien: »Vermeiden Sie Acesulfam K und die Produkte, die es enthalten. Ihre Naschlust ist es nicht wert.« Die Verbraucherschützer haben gesundheitliche Bedenken: »Die Öffentlichkeit wartet auf einen künstlichen Süßstoff, der unzweifelhaft gesund ist. Dieser ist es nicht. Sogar verglichen mit Aspartam und Saccharin – die ihre eigenen Sicherheitsprobleme haben –

ist Acesulfam K der schlimmste. Dieser Zusatzstoff ist ungenügend getestet worden – die FDA stützte ihre Zulassung auf Tests, die nicht einmal ihren eigenen Ansprüchen genügen. Aber sogar diese Tests deuten darauf hin, dass der Zusatzstoff bei Tieren Krebs erzeugen kann. Das kann ein erhöhtes Krebsrisiko bei Menschen erzeugen.« Die FDA hingegen rechtfertigt ihre Entscheidung und verteidigt ihre Zulassungskriterien: Die Behörde hätte den Stoff sicher nicht zugelassen, wenn die Tests irgendwelche Probleme gezeigt hätten. Acesulfam K ist nicht der einzige Süßstoff, der umstritten ist. Auch Aspartam, mit dem unter anderem Cola light gesüßt wird, steht im Verdacht, Gesundheitsschäden bis hin zu Hirntumoren auszulösen – auch wenn die Herstellerfirmen vehement das Gegenteil beteuern. Die Zulassungsbehörden indessen, allen voran die amerikanische FDA, mochten die Substanzen nicht verbieten. Sie glauben weiterhin an die Unbedenklichkeit.

Die Hersteller von Getränken und Fertigdesserts können sich darüber natürlich freuen. Denn sie haben, so der Prospekt für den Kunst-Stoff Sunett, auf jeden Fall »handfeste wirtschaftliche Vorteile«.

Das wäre vielleicht eine Erklärung für den neuen Boom bei den synthetischen Süßstoffen.

Denn eigentlich war die Light-Welle ja schon vor Jahren ausgelaufen, die Kunden waren light leid. Denn bei den Dicken, den echten und den eingebildeten, hatte es sich herumgesprochen, dass mit den kalorienarmen Kunstprodukten allerlei Lügen aufgetischt worden waren: Eine Light-Mettwurst hatte da schon mal bloß zwei Kalorien weniger als eine normale, ein vorgebliches Light-Huhn »süß-sauer« aus der Fertigpackung war mit 98 Kalorien auf 100 Gramm fast so fett wie eine Schweinshaxe, die es gemeinhin auf 100 Kalorien bringt. Und ein Marmorkuchen »Light« hatte gar mehr Kalorien als sein Normalo-Bruder. Untersuchungen von Verbraucherzentralen hatten zudem ergeben, dass von 214 Light-Produkten jedes fünfte mit falschen Nährwertangaben geschmückt war. Sogar Richter mussten gegen allzu vollmundige Reklame einschreiten: Das Landgericht Frankfurt untersagte dem Kraft-Konzern, sein Salat-Dressing »Miracel Whip« als »das leichte Wunder« anzupreisen, wo das Zeug doch, wie die Richter angewidert feststellen, »zur Hälfte aus purem Fett« bestehe.

Einen leichten Dämpfer erhielt die Süßstoff-Manie auch durch die Entdeckung, dass flächendeckende Vermarktung der Zucker-Ersatzstoffe keineswegs zu einer sichtbaren Volks-Verdünnung führte.

Das könnte an den Effekten liegen, die die Kunst-Süße im Körper hervorruft.

Ein beobachtbarer Effekt ist – die Gewichtszunahme. Eigentlich also das Gegenteil dessen, was die Leute möchten. Saccharin beispielsweise ist in der EU-Futtermittelverordnung für die Ferkelfütterung zugelassen, unter der Rubrik »appetitanregende Stoffe«.

Dass Süßstoffe schön dick machen, haben ja im Tierversuch unter anderem jene holländischen und dänischen Ferkel bewiesen, die neben den Aromen auch die süßen Zusätze im Futter fressen durften. Dass die kalorienreduzierten Erzeugnisse auch bei Menschen nicht viel helfen, beweisen im Großversuch die Amerikaner. Die Amerikanische Krebsgesellschaft beispielsweise hat bei einer Untersuchung von 80 000 Frauen herausgefunden, dass jene Damen, die Süßstoff nahmen, stärker zugelegt hatten als jene, die Zucker bevorzugten. Und obwohl die Amerikaner ganz verrückt sind auf kalorienreduziertes Futter, werden sie ständig dicker.

Die armen Amerikaner wurden gleich in doppelter Weise zum Opfer unsichtbarer, aber wirksamer Mechanismen: Zum einen hat sich ja der menschliche Körper noch nicht ganz an die neuen, nichtsnutzigen Nahrungsmittel angepasst. Er versteht unter dem Geschmacks-Signal »süß« immer noch, dass nun besonders energiereiche Kost anlandet – und schüttet schon mal Insulin aus, um den wichtigen Körper-Rohstoff abzubauen. Kommt nun nichts Rechtes, reagiert er mit dem »cephalischen Insulin-Reflex« – Heißhunger. Der Mensch rennt erneut zum Kühlschrank. Die Chance, dass er unter all den bunten Packungen dort Nahrhaftes findet, sinkt indessen ebenfalls. Denn der mörderische Konkurrenzkampf unter den Nahrungsmittelgiganten führt dazu, dass diese ihre Erzeugnisse immer billiger anbieten und immer heftiger Reklame veranstalten müssen – ein Mechanismus, der zur Folge hat, dass für die Rohstoffe ganz einfach kein Geld mehr da ist. Selbst Zucker gilt da schon als besonders luxuriös. Die Neigung ist also groß, das Luxusgut durch Kunststoff zu ersetzen. Mit Sunett lassen sich so, gegenüber anderen »Süßungslösungen«, bis zu 40 Prozent sparen.

Und weil die Marktmechanismen zwar unsichtbar, aber äußerst effektvoll wirken, haben auch die Europäer immer weniger Chancen, den billigen Ersatzprodukten zu entgehen: Wenn sie schon nicht freiwillig zu den »Light«-Produkten greifen möchten, dann mischen die Hersteller das billige Zeug eben unters normale Essen – ohne das groß anzukündigen. Die Firma Kauffmann beispielsweise hat in ihren süß-sauren 7-Kräuter-Gürkchen den Geschmack ein bisschen mit Chemie manipuliert, durch »natürliche Aromen« und »Saccharin«. Auch die Firma Homann hat bei ihren Rollmöpsen statt des teuren Naturstoffs das billige Imitat genommen. Und die Firma Hero Drinks Group, der viertgrößte Getränkehersteller Großbritanniens, hat sich bei seinem »Hero Concentrated Fruit Juice Drink« für Sunett entschieden, um, wie der Hero-Marketingleiter im Sunett-Prospekt bekennt, »die Produktqualität kosteneffizient zu optimieren«. An Sunett, so der Herstellerprospekt, haben »Rechner ihre helle Freude«.

Sunett wird darum weltweit schon in über 3000 Produkten eingesetzt. Sogar die Firma Rhönsprudel in Weyhers bei Fulda mischt den Kunststoff ins Gesöff – und hat das Erzeugnis mit der chemischen Süße jüngst umbenannt, wie Frau Gabriele Nitz, Gesamtverkaufsleiterin von Rhönsprudel, im Hoechst-Prospekt erzählt: So wurde »Fiesta light«, ein süßer Zitronensprudel, zu »Fiesta fit«. Denn: »Die Verbraucher«, so Frau Nitz, »haben mit dem Begriff ›light‹ immer häufiger Negatives assoziiert.« Und weil das »neue Süßungskonzept« so billig war, blieb sogar noch Geld für Rundfunkspots übrig (»Fiesta-Frische macht Spaß«). Eine »beispielhafte Umstellung – von ›light‹ zu ›fit‹«, lobt der Süßstoff-Produzent.

Die künstliche Süße ist flächendeckend auf dem Vormarsch: Auf dem Etikett steht oft kein Wort von »light« oder dergleichen. Und auch beim Trinken müssen die Konsumenten das nicht merken: Diplomingenieur Harald Meyer, der verantwortliche Lebensmitteltechnologe des Süßstoffproduzenten Nutra-Sweet, berichtete im Fachblatt *Die Ernährungsindustrie* von einem »Dreiecks-Blindtest«, bei dem die Tester Cola kriegten. In einem Fall die handelsübliche Flasche mit 100 Prozent Zucker, in einem anderen Fall mit 40 Prozent NutraSweet. Ergebnis: Die Teilnehmer »schmeckten keinen Unterschied«. Bei fruchtigeren Produkten empfiehlt sich ein weiterer Griff in die Geschmacks-Trickkiste, meint Ingenieur Meyer: »Durch vernünftige Investition der eingesparten Kosten in Aromen und Konzentrate kann der Hersteller den Fruchtanteil und damit den Fruchtgeschmack beachtlich hervorheben.«

Auch wenn die Light-Welle schon lange ausgelaufen ist: Die billige Kunst-Süße ist für die Produzenten eine allzu attraktive Verlockung, und weil die Leute immer dicker werden, wird ihnen, was natürlich nur im Kleingedruckten erwähnt ist, die chemische Zutat untergejubelt. Vor allem die grassierende Fett-Angst ist dabei ein willkommenes Vehikel. Ironischerweise wird auch die verständliche Sorge um die Gesundheit ausgenutzt, um den Leuten eine geballte Dosis Chemie einzuflößen.

Ein »gesunder Durstlöscher« für Kinder, der sogenannte Frucht-Tiger zum Beispiel, enthält unter anderem neben diversen Vitaminen (und Aromen) die Süßstoffe Acesulfam K und Aspartam. Das »ACE-Vitamingetränk« der Edeka-Hausmarke »Gut & Günstig« wird künstlich versüßt mit Acesulfam K, Aspartam und Saccharin-Natrium. Aspartam und Acesulfam sind auch im Danone »Obstgarten Fitness Diät« drin, im Dessert »Dany Sahne Schoko Diät« und im angeblich ultragesunden Danone Actimel mit 0,1 Prozent Fett. Der Milchgigant Müller (Werbeslogan »Alles wird becher«) scheint ein Großabnehmer bei den Chemiekonzernen zu sein, er mischt die beiden beliebten Supersüßstoffe in seine »Froop«-Fruchtmolke, den »ProCult extra leicht Drink« mit 0,1 Prozent Fett, die Müllermilch »leicht & fit«, Geschmacksrichtung Honigmelone. Der holländische Campina-Konzern kippt sie in seinen modernen »Optiwell« Joghurtdrink.

Der Konsument genießt lauter zuckersüße Lügen: Da ist keine Frucht, die für Geschmack sorgt, und da ist oft auch natürlich nichts Süßes. Der Geschmack wird zurechtgetrimmt, korrigiert, retuschiert. Wenn das bisweilen einen bitteren Nachgeschmack hinterlässt, dann liegt das in der Natur der Sache, beziehungsweise der künstlichen Süßstoffe. Doch auch diese Bitternis kann maskiert werden, mit wieder neuen Chemikalien. Man nehme beispielsweise »Sclareolide«. Ein prima Stoff, den hat sich der Geschmacks-Gigant IFF patentieren lassen (US-Patentschrift Numer 4,988,532). Damit kann der Süßgeschmack, beispielsweise von NutraSweet, »moduliert« werden. Ein »unangenehmer Nachgeschmack« kann gelöscht werden, ein frischer, voller Geschmack wird vorgespiegelt. Der besondere Witz: Die patentierte Chemikalie hat selbst überhaupt keinen Geschmack. Sie kann allerlei Süßes verbessern, wie beispielsweise Schokolade, Mousse, Kuchen, Eiscreme, ja sogar Süßweine. Das Zeug kann aber laut Patentschrift, nebenbei, auch eventuelle Bitter-Töne in Hundefutter, Salzstangen, Brezeln, Suppen und Käse-Imitaten beseitigen. Auch der Geschmack von Zahnpasta und Mundspülungen kann »merklich verbessert« werden.

Schokolade, Hundefutter, Mundspülung? Wo ist da noch ein Zusammenhang? Gibt es irgendeine herkömmliche Zutat, die man gleichermaßen für süßen Wein, Tierfutter, Zahnpasta und Brezeln verwenden kann? Kaum. Die Dinge haben, bisher, ihren eigenen Kosmos, Vermischungen sind nur in Maßen möglich, die angestammten Grenzen bleiben erkennbar. Doch Chemiker kennen keine Geschmacksgrenzen. Sie lösen die Zusammenhänge. In der neuen Welt des Geschmacks haben die Dinge, die Esswaren, ihren Platz verloren, sie wurden verrückt.

Und so findet jetzt das süße Leben in seltsamer Gesellschaft statt.

Die Mousse au Chocolat wird, wenigstens teilweise, mit den gleichen Zutaten zusammengerührt wie das Hundefutter. Der Dessertwein verdankt seinen Geschmack den gleichen Ingredienzen wie das Gurgelwasser. Das süße Leben ist den Ingenieuren und Patentanwälten in die Hände gefallen. Dort ist das süße Leben vielleicht noch süß, aber nicht mehr sehr lustig. Und die Süße ist auch nur bloße Illusion, die entbehrt jeder Grundlage. Sie hat keinen Nährwert, keine Energie. Sie enthält nur noch Chemikalien statt Kalorien. Die neue Süße hat keinen Platz im Körper, der Körper kann auch gar nichts mit ihr anfangen, sie wird, wie die Chemiefirma im Prospekt für die Kunst-Süße Sunett verkündet, »sehr schnell wieder unverändert ausgeschieden«. Sie ist also überflüssig oder: Luxus, totaler Luxus.

Bislang hatte das Süße noch einen Sinn. Die Wahrnehmung des Süßen gehört, wie Forscher herausfanden, zu den ursprünglichsten Geschmackserfahrungen des Menschen. Ein Baby kann, noch bevor es die Mutterbrust gefunden hat, Süßes wahrnehmen; es reagiert auf eine Zuckerlösung positiv – weil das Süße, wie die Physiologen vermuten, Energie signalisiert, Kraftnahrung für den Körper. Darüber hinaus löst es, auch bei erwachsenen Menschen, im Hirn eine milde Euphorie aus, weil es die Produktion des »Glückshormons« Serotonin stimuliert – ein Effekt, den der voluminöse Genussmensch Helmut Kohl zu schätzen weiß: Er naschte im Bundestag gern Schokolade, um trostlose Debatten und die Anfeindungen seiner Gegner wohlgemut zu überstehen.

Süßes ist nicht nur Signal für den Körper, sondern auch Symbol für gesellschaftliche Zustände. Zu Beginn seiner Karriere war das Süße Privileg der höheren Herrschaften: »Zuckerschlecken war einst ein feudales Vergnügen«, sagt die Wissenschaftsautorin Annelies Furtmayr-Schuh. Venezianische Händler hatten im Mittelalter den »sukkar« aus Arabien importiert, den die europäischen Kaiser und Könige bei ihren Kreuzzügen schätzen gelernt hatten. Bei Kaiser Karl V. gab es schon Marzipan, den der Apotheker bei Hofe aus Zucker und geriebenen Mandeln zubereitete, und zum Nachtisch nahm Karl Konfekt. Im Barock, im »Luxusmilieu des französischen Hofes« (Furtmayr-Schuh) gab es regelmäßig zum Abschluss des Mahls süße Leckereien, auch wurden verschiedene Zubereitungsformen kultiviert, Liqueur, Limonade, Eis und Pralinen bereicherten die Tafel – das Süße wurde zum Gipfel barocken Überschwangs. Der Bürger späterhin, bei Geschäften dem Gebot der Nüchternheit verpflichtet, gewöhnte sich im 18. Jahrhundert den morgendlichen Kaffeetrank an, anstelle des bei Bauern gebräuchlichen Bieres, und versüßte den neuen Trank mit Zucker. Die Arbeiter schließlich nutzten den

Zucker pragmatisch, um die Mühsal des Proletarierlebens in Fabrik und Grube besser zu überstehen, als nunmehr billig erhältlichen Kalorienlieferanten und Gemüts-Aufheller: Sie genossen übersüßen Reisbrei und Pudding. In der Weimarer Republik war der Reklamespruch an Litfaßsäulen überall präsent: »An Zucker sparen grundverkehrt – der Körper braucht ihn, Zucker nährt.«

Die aufstrebende Industrie hatte den vormals feudalen Zucker demokratisiert. Coca-Cola, Kaugummi, Schokolade und späterhin allerlei Knabberartikel fanden im Volk, da erschwinglich, allgemein Zuspruch. Doch nunmehr bemächtigte sich eine Krankheit breiter Volksschichten, die ehedem ebenfalls nur vornehmen Kreisen vorbehalten war: Zahnfäule, Karies. Die Schattenseite des süßen Lebens.

Die künstlichen Süßstoffe versprachen da einen probaten Ausweg. Nur: So ganz gesund sind sie auch nicht. Zumindest nicht für jeden.

Aspartam beispielsweise, die NutraSweet-Substanz, die nach Angaben des Herstellers, einer Monsanto-Tochter, in mehr als 100 Ländern in über 5000 Produkten von Coca-Cola light bis zu »Original Apothekers Nuss-Nougat-Creme« für Pseudo-Süße sorgt. Sie kann bei manchen Kindern dazu führen, dass die geistige Entwicklung gestört wird: Eines von 20 000 Babys wird mit einer seltenen Stoffwechselkrankheit namens Phenylketonurie (PKU) geboren. Diese Kinder können eine Substanz, die auch in Aspartam enthalten ist, nicht angemessen abbauen: Phenylalanin. Wenn sie nun den Süßstoff zu sich nehmen, kann es zu giftigen Konzentrationen jenes Stoffes im Blut kommen. Doch auch andere Aspartam-Konsumenten klagen, in den USA zu Tausenden, über Nebenwirkungen: Kopfschmerzen, Depressionen, Schwindelgefühle, ja sogar Gedächtnisverlust, Panikattacken und epileptische Anfälle. Einige Wissenschaftler vermuten, dass der Kunst-Stoff zu veränderten Gehirnfunktionen führt. Umstritten ist, ob Aspartam auch für Hirntumoren verantwortlich gemacht werden kann: Einige Studien legen diesen Schluss nahe, andere allerdings konnten dies nicht bestätigen.

Die Autoren des amerikanischen Verbraucherschutz-Bestsellers »Safe Food« empfahlen daher schon 1993 vorsichtshalber: »Vermeiden Sie Aspartam, wenn Sie schwanger sind, an PKU leiden oder glauben, dass Sie schon einmal Nebenwirkungen davon beobachten konnten. Wenn Sie täglich mehrere Portionen davon nehmen, sollten Sie daran denken, es einzuschränken. Und geben Sie, um sicher zu sein, Kindern kein Aspartam.«

Als im Jahre 1990 die britische Zeitung *The Guardian* berichtete, dass der Hersteller NutraSweet Tests, die bei der amerikanischen Zulassungsbehörde FDA eingereicht wurden, gefälscht hatte, förderte dies nicht unbedingt das Vertrauen in den Stoff. Neuere Untersuchungen erhärten den Krebs-Verdacht: Eine 1996 in den USA veröffentlichte neurologische Studie führt den rapiden Anstieg der Hirntumor-Rate in Amerika Mitte der 80er Jahre auf gesteigerten NutraSweet-Verzehr zurück. Und eine Anfang 1997 im Wissenschafts-Organ *The Lancet* veröffentlichte Studie des »Palm Beach Institute for Medical Research« ergab ebenfalls Hinweise auf eine Zunahme von Hirntumor und darüber hinaus Verwirrtheitszustände, Krämpfe und Depressionen. Die Autoren fordern daher ein Verbot von Aspartam in Lebensmitteln. Gegen Kritiker geht die Herstellerfirma scharf und unerbittlich vor und verweist auf Studien, die die Unschädlichkeit belegen sollen. Und musste sich aber, vom Düsseldorfer Landgericht, belehren lassen, dass angesichts widersprüchlicher wissenschaftlicher Aussagen Kritik an dem Süßstoff erlaubt sein muss (siehe Hans-Ulrich Grimm: Die Ernährungslüge).

Eine Mischung aus Cyclamat und Saccharin ist womöglich

auch nicht gesünder: Sie führte im Tierversuch zu Blasenkrebs – eine Erkenntnis, die ebenfalls einen Gutachterkrieg ausgelöst hat. Mit Dutzenden von Versuchen, die das Gegenteil bewiesen, hielt die Süßstoffindustrie dagegen – dennoch wurde der Stoff Cyclamat in den USA und Japan verboten. Die Zeitschrift *Öko-Test* empfahl ihren Lesern in Deutschland, wo der Stoff – wie in ganz Europa – nach wie vor erlaubt ist: »Vor allem Schwangere und Stillende sollten auf Cyclamat verzichten. Es kann in den Mutterkuchen und in die Milch gelangen.«

Saccharin schließlich ist ebenfalls umstritten. In den USA musste jedes Produkt, das die Kunst-Süße enthält, jahrelang einen Warnhinweis tragen: »Die Verwendung dieses Produkts kann Ihrer Gesundheit schaden. Dieses Produkt enthält Saccharin, das in Tierversuchen Krebs ausgelöst hat.« Er entfiel dann allerdings, weil von Herstellerseite genügend Studien beigebracht werden konnten, die den Stoff entlasteten.

Weil immer mehr Verbraucher den umstrittenen Stoff zu sich nehmen, ohne es zu wissen, hatten die EU-Gesetzgeber versucht, wenigstens die Kennzeichnung auf den Etiketten zu verbessern: Wer denkt schon beim Biss in eine Gewürzgurke oder einen Rollmops daran, dass er eine womöglich krebserregende Chemikalie verzehrt? Zumal, wenn es sich um gewöhnliche Gurken handelt und nicht um Light- oder Diät- oder irgendwelche Fitness-Gurken.

Doch die Zusatzstoff-Industrie widersetzte sich diesen Bestrebungen, die Verwendung von Süßstoff vorne auf dem Etikett anzuzeigen: Das sei, so das Fachblatt *International Food Ingredients*, eine unnötige »Doppel-Kennzeichnung«. Schließlich sei das Saccharin hinten im Kleingedruckten schon aufgeführt. Die Industrie setzte sich durch. Das Kleingedruckte also wird Pflichtlektüre zur Krebsvorsorge.

Eine wundersame Welt, die Welt der Dosen, Tüten, Gläser.

Die Welt des Verzehrs ist zu einer Welt der Verblendung geworden. Vorne drauf auf den Tüten, Gläsern, Dosen prangt eine Phantasiebezeichnung, die wahren Zutaten sind, ganz klein, hinten versteckt. Als ob es etwas zu verbergen gäbe.

Und es gibt etwas zu verbergen. Die unangenehme Wahrheit, dass mitten in einer Welt des Wohlstands offenbar bittere Not herrscht, Mangel am Elementaren. Selbst Zucker wird da zu einem Luxusprodukt wie einst im finsteren Mittelalter. Selbst einer Gurke mag man ihn nicht gönnen.

Und der Mangel nimmt zu. Immer öfter müssen sie jetzt schon an den übrigen Rohstoffen sparen. Und mitten in der Welt des Wohlstandes nehmen sich die, die für die Nahrung sorgen, jetzt schon ein Vorbild an jenen Elendsgestalten in Kalkutta oder Lima, die in Abfallkübeln wühlen. Hierzulande ist, in der Wohlstandsgesellschaft, glücklicherweise viel mehr zu holen als auf den Müllkippen in Kalkutta oder Lima. Und die, die für unsere Nahrung sorgen, haben natürlich auch ganz andere Möglichkeiten zur Wiederaufbereitung. Auch, was den Geschmack angeht.

Denn schmecken soll es prima, das Essen aus Müll.

10. Müll mit Maske: Aus Abfall werden Lebensmittel

Die Metamorphose der Meeresbewohner: Wie sich ein Leuchtkrebs in ein Frankfurter Würstchen verwandeln kann. Wie aus Klärschlamm Gulasch wird. Und warum trotzdem alles lecker schmecken kann.

Das Rezept ist vielleicht nicht jedermanns Sache. Denn als Ausgangsbasis dient: Klärschlamm. Man nehme die festen Bestandteile der Brühe, ruhig auch das reichlich vorhandene Toilettenpapier, verkoche es bei hohen Temperaturen zu Granulat, mahle es sodann und füge einige Sojaproteine hinzu. Fertig ist »Jinko Nikku«, ein neuartiger Fleischersatz. Geschmacklich lässt die Kreation von Mitsuyuki Ikeda, einem Wissenschaftler aus dem japanischen Okayama, noch etwas zu wünschen übrig: Erste Testesser erinnerte sie an alte Hähnchen mit einem leichten Hauch von Fisch. Das ließe sich aber regeln: Die moderne Lebensmittelproduktion hat ja manches Mittel entwickelt, um den Geschmack zu manipulieren und selbst penetranten Hautgout zu maskieren.

Trotz kleinerer Mängel markiert die Erfindung einen neuen Höhepunkt im Ingenieursschaffen. Doch großer Erfolg wird ihm wohl nicht beschieden sein. Denn Herr Ikeda hat einen schweren Fehler gemacht: Er ließ es zu, dass sein Erzeugnis öffentlich als »Klo-Burger« geschmäht wurde, und er legte eine unverzeihliche Offenheit an den Tag, plauderte ganz unbefangen über seine Innovation. »Das wird sicher kein Verkaufserfolg«, verkündete er bei der Präsentation, »wahrscheinlich werden die Leute so was nur in Zeiten großer Hungersnot essen.« Er habe überhaupt nur demonstrieren wollen, »dass das, was den Körper unten verlässt, in recycelter Form oben wieder eingeführt werden kann«.

Das klingt nicht sehr appetitlich. So produziert man keinen Bestseller. Herr Ikeda hat die einfachsten Regeln der Vermarktung missachtet. Es fehlt die Eleganz und natürlich die Diskretion. Dem Verbraucher ist das Endprodukt in den schillerndsten Farben zu schildern, weniger der – bisweilen unvermeidlich – unappetitliche Produktionsprozess. Auf jeden Fall ist zudem zu vermeiden, sich wie Herr Ikeda, der Mann aus dem Land des Lächelns, bei der Präsentation vor der Presse mit eher angewidertem Gesicht mit dem Produkt zu zeigen und so für Bilder zu posieren, die dann technikfeindliche Organe wie das *Greenpeace-Magazin* begierig publizieren.

Weil die Produzenten von Lebensmitteln in ähnlichen Fällen ungleich professioneller vorgehen, sind sie beim Recycling schon relativ fortgeschritten – ohne hässliche Negativ-Publicity. Die Resteverwertung ist ja schließlich ein Gebot der Vernunft, schon aus ökonomischer Sicht, weil diese Rohstoffe superbillig sind. Zudem ist sie auch noch ökologisch sinnvoll, als praktizierte Müllvermeidung. Mit der angemessenen Diskretion vermarktet, werden Leckereien aus Müll schon heute zu Bestsellern.

Man nehme beispielsweise Molke. Ein Abfallprodukt der Landwirtschaft, es entsteht bei der Käseherstellung. Das grünliche Abwasser wurde früher weggeschüttet oder an die Schweine verfüttert. Vielleicht aus einer instinktiven Abwehrreaktion: Denn neuere Studien deuten darauf hin, dass ein Eiweißbestandteil der Molke an der Entstehung von Diabetes beteiligt sein könnte. Andererseits hat die Molke Nährwert, und diesen nutzt die moderne Nahrungsproduktion: Molkeneiweiß findet sich als Zusatz-Stoff in Kindernahrung, Frischkäse, Fertigsuppen. Oder als Ersatzeiweiß in japanischen Gelee-Fischstäbchen. Das hat einer der einflussreichsten deutschen Lebensmitteltechnologen höchstpersönlich erfunden: Ernst Reimerdes, bis zu seiner Pensionierung Lebensmittel-Forscher bei Nestlé in der Schweiz. Er versteht sich auch als »Food-Designer«. Und ein »Grundprinzip des Food-Designs«, sagt Reimerdes, »besteht darin, die Entsorgung zu gewährleisten und daraus hochwertige Nahrungsbausteine zu gewinnen«.

Der Großmolkerei Müller im bayrischen Aretsried gebührt das Verdienst, den flüssigen Nahrungsbaustein Molke, jenes grünliche Abwasser, massenhaftem Genuss zugänglich gemacht zu haben. Das war nicht ganz einfach: »Fünf Jahre lang haben wir daran gearbeitet«, erzählte einer der Entwickler einem Reporter vom Magazin der *Süddeutschen Zeitung*. Schließlich hatten sie die Lösung: ein bisschen Molke, ein bisschen Wasser, Koffein, Traubenzucker als Energiespender und künstliche Süßstoffe als billigen Zucker-Ersatz.

Die Männer von Müller griffen zu Sunett, dem süßen Kunststoff von Hoechst.

Denn Sunett ist Spezialist für solche Molkegetränke. Die, sagt Dr. Guido Ritter von der Abteilung Lebensmitteltechnik beim Süßstoff-Hersteller Nutrinova, haben »ein positives Image« beim Verbraucher. Die Herstellung ist einfach, nach der »Richtrezeptur« aus seinem Hause: Zum Molkepulver gebe man ein bisschen Sunett, dazu die Süßstoffe Aspartam und Neohesperidin-DC, außerdem 0,2 Gramm Ascorbinsäure, also das gesunde Vitamin C. Fertig ist der Fitnessdrink. Eine Prise Geschmack kann noch hinzugefügt werden, denn Sunett harmoniert »hervorragend mit Aromen, Geschmacksstoffen oder Fruchtzubereitungen«. Das Abwasser erscheint dann in völlig neuer Form und in unerwarteten Geschmacksrichtungen, laut Hoechst-Prospekt: »Auch bei den Aromen gilt: erlaubt ist, was gefällt: Kirsche-, Pfirsich-, Aprikosen-, Mango- oder Bananengeschmack.«

Die Zauberkünste der Geschmacks-Nachahmer haben die Müllverwertung endlich von der anrüchigen Aura befreit, die sie bisher umgab. Denn derlei Nahrungs-Imitate riefen in früheren Generationen unangenehme Erinnerungen an Notzeiten wach, in denen echtes Essen knapp war und der Magen knurrte. Tatsächlich stammen viele der Erfindungen ja aus elendigen Zeiten. Jenes Roggenbrot ohne Roggen beispielsweise oder die blutgefärbte Ersatzwurst aus Soja, die sich der nachmalige Bundeskanzler Konrad Adenauer patentieren ließ. Er hatte die Pseudo-Produkte in der Zeit des Ersten Weltkriegs erfunden, um kriegsbedingte Hungersnöte zu lindern.

Diese unangenehme Herkunft hing den Ersatzprodukten noch lange nach. Auch neuere Imitate stießen deshalb nicht immer auf die angemessene Begeisterung. Ein Patentantrag zur »Verwertung von Nährwertabfallstoffen« wurde beispielsweise noch im Jahre 1988 abgelehnt. Dabei sollten niedere Ausgangsprodukte nutzbringend aufgewertet werden: Schlachtabfälle, Blut, Federn und Borsten sollten nach dem Willen des Erfinders als Grundstoff für die Gewinnung von Proteinen und Fetten dienen.

Die Animositäten staatlicher Stellen scheinen mittlerweile überwunden. Die Abfallverwertung erfreut sich neuerdings gar aktiver öffentlicher Unterstützung. Das US-Department of Agriculture hat beispielsweise einen neuen Fettersatzstoff entwickelt, »Z-Trim« genannt – aus Abfallprodukten der Landwirtschaft wie Hülsen von Hafer, Reis, Sojabohnen und Erbsen. Sie werden getrocknet, gemahlen und zu einem mikroskopisch feinen Pulver verarbeitet. Im Mund mit Spucke versetzt, quillt das Zeug nach Angaben der Erfinder auf und hinterlässt ein ähnliches Gefühl wie Fett. Nur macht es eben nicht dick, sondern wirkt als Ballaststoff: Sehr gesund.

Doch auch Europa schläft nicht. Auch hier wühlen die Forscher schon im Müll: »Abfallfreie Lebensmittelwirtschaft« heißt ein Projekt, in dem der Lebensmitteltechnologe Benno Kunz an der Universität Bonn nach Möglichkeiten der Verwertung von Pressrückständen aus der Produktion von Karotten- und anderen Gemüsesäften forscht. Über 100 000 Tonnen dieser Reste wandern allein in Deutschland alljährlich auf den Müll. »Zu schade zum Wegwerfen«, findet Abfallverwerter Kunz, dem es offenbar ein inneres Anliegen ist, den Unternehmen der Lebensmittelwirtschaft bei der Suche nach neuen Profitquellen behilflich zu sein. Sein Institut an der Bonner Universität sei, so verkündet die Internet-Homepage, »in hohem Maße daran interessiert«, für Firmen zu forschen. »Diskretion« sei dabei selbstverständlich. Aus lauter Stolz aber sind die Logos namhafter Firmen auf den Instituts-Seiten (www.ilt.uni-bonn.de) zu sehen: Nestlé, Dr. Oetker, auch der im Symrise-Konzern aufgegangene Aromenhersteller Dragoco, sogar der Babynahrungshersteller Hipp.

Beim Müllverwertungsprojekt war auch das deutsche Bundesforschungsministerium im Boot – schließlich ist es auch im öffentlichen Interesse, wenn knapper Raum auf den Mülldeponien geschont wird. Völlig unnütz, tonnenweise Zeug wegzuschmeißen, das gut auch noch gegessen werden könnte. »Rübenschnitze, Kartoffelnasspulpe, Kleie oder Kakaoschalen« könnten, meint Kunz, eigentlich noch verspeist werden, wenn sie in ansprechender Form dargeboten würden. Der Bio-Müll könnte beispielsweise getrocknet, gemahlen, ein bisschen aufbereitet und handelsüblichen Fruchtsäften, Milchprodukten und Backwaren beigemengt werden. Auch Brot ließe sich länger frisch halten, Joghurt bekäme eine harmonische Note, wenn der Abfall ein bisschen mit Milchsäurebakterien angesetzt würde. Der besondere Clou: die preisgünstigen Zutaten verschaffen dem Körper allerlei Wohltaten, die er ohnehin dringend braucht, Ballaststoffe, Vitamine, Mineralien. »Gesundheit aus der Mülltonne« gewissermaßen, wie das Magazin *Geo* schrieb.

Nun könnte der Mensch natürlich auch Karotten essen, Kartoffeln oder Rote Bete. Das wäre womöglich genauso gesund und gar noch preisgünstiger, da die teure Arbeitskraft der Lebensmitteltechnologen eingespart werden könnte. Aber es geht ja nicht primär um den Menschen, sondern um die Müllmenge der Industrie und die Suche nach »emmissionsmindernden Verfahren zur Lebensmittelproduktion« (Kunz). Denn die Lebensmittelproduktion folgt mittlerweile ihren eigenen Gesetzen, sie hat sich verselbständigt und weitgehend losgelöst von den natürlichen Produkten. Die kommen, schon aus Preisgründen, nur noch in winzigen Dosen in die Dose, vorher zerteilt, aufgelöst, wieder zusammengebaut und mit allerlei Kunststoffen gestreckt. Und weil für all diese technischen, maschinellen, automatisierten Prozesse Millionen aufgewendet werden müssen, suchen die Ingenieure fieberhaft nach immer billigeren Grundstoffen. Der pure Zwang zur Einsparung, die schiere Notdurft im Konkurrenzkampf.

Und Not macht bekanntlich erfinderisch. Die wundersamen Patente auf ungezählte Ersatz-Lebensmittel lassen erahnen, wie groß das Elend schon ist. Ein amerikanischer Food-Ingenieur namens Eustathios Vassiliou hat beispielsweise eine »Simulierte Roh-Ei-Komposition« patentieren lassen, ein wahres Wundergebilde, das unter anderem aus Magermilchpulver, Gelatine, Eigelbfarbe und Wasser besteht – in der Pfanne aber, wie das natürliche Vorbild, eine Spiegelei-Form bildet.

Der im Aventis-Konzern aufgegangene Chemiegigant Hoechst hat ein Rezept zur Patentierung eingereicht, mit dem sich Bakterien zu Kaffeesahne oder Schmelzkäse verarbeiten lassen. Dem US-Konzern General Foods ist es gelungen, einen Kunst-Speck aus Wasser, Fett und Proteinen herzustellen.

Und die amerikanische Firma Athlon erhielt ein Patent auf die trickreiche Verwandlung von Vogelfedern in einen Zusatz für Konfekt und Backwaren.

Schon die DDR hatte auf diesem Gebiet Weltniveau: Das Institut für Hochseefischerei und Fischverarbeitung in Rostock etwa erfand ein »Verfahren zur Herstellung körniger Proteinformgebilde« – Kunst-Kaviar aus Schlachtblutplasma. Der Leipziger Lebensmittelchemiker Klaus Valdeig avancierte mit ähnlichen Innovationen gar zu einer Stütze der einstigen DDR-Wirtschaft. Sein schönstes Kunststück gelang ihm mit Konfekt: Er ersetzte die übliche Pralinenfüllung durch eine Masse aus zähflüssig gekochten Erbsen, Zucker und Aromaten. Noch Jahre nach dieser Pioniertat war der Mann stolz darauf, die unscheinbare Erbse endlich ganz oben in der Hierarchie der feinen Sachen angesiedelt zu haben: »Die Erbse ist eine ernsthafte Konkurrenz zum Marzipan« geworden, sagte Valdeig einem Reporter in vollem Bewusstsein des historischen Rangs seiner Erfindung.

Bei den sozialistischen Ersatzprodukten hatten die Erfinder auch in anderer Hinsicht Welt-Standard erreicht: in Sachen Diskretion. Die Zusammensetzung galt als Geheimsache, auf dem Etikett erschienen nur analytische Daten, Fett, Kohlehydrate, Kalorien. Ob das »kakaoähnliche Produkt« aus Roten Rüben hergestellt war (Patent Nummer DD 226 763 A1) oder aus gezuckerten Getreidekeimen (Patent Nummer DD 245 355 A1), ob gar Viehfutter oder Fischmehl beigemengt war, das konnten die Bewohner des Arbeiter-und-Bauern-Staates nur erahnen – am Geschmack. Ein bisschen vom Ur-Stoff muffelte indessen immer durch. Die täuschend echten Illusionen konnten die Ost-Ingenieure noch nicht so recht erzeugen. Es fehlte das Know-how.

Die Avantgarde der kapitalistischen Imitatoren kann hingegen aus nahezu beliebigen Rohstoffen nahezu jedes gewünschte Nahrungsmittel erzeugen – und dafür sorgen, dass es so schmeckt wie das Vorbild. So können endlich auch bislang ungenutzte Rohstoffe in großer Vielfalt zum Einsatz kommen oder unattraktive, von der Natur benachteiligte Lebewesen aufgewertet werden. Aus der Tiefe des Meeres etwa kommen enorm wandelbare Wesen. Der Mintai etwa, ein naher Verwandter des Dorschs, führte auf dem Speisezettel bislang ein Schattendasein. Der Krill kam gar nicht vor; die winzigen Leuchtkrebse, die nach Schätzungen von Meeresforschern gewichtsmäßig die Tiere mit dem weltweit größten Bestand sind, dienten bislang vor allem dem Bartwal als Sättigungsbeilage im Plankton. Unermüdlich arbeiten Forscher daran, die gigantischen Bestände dem Verzehr zugänglich zu machen. Denn durch industrielle Verarbeitung können die Geschmähten zu ganz neuen Ehren gelangen: Zerlegt, gepresst und aromatisiert, heißen sie dann auch nicht mehr Mintai oder Krill, sondern: »Surimi«. »Ziel der Surimi-Herstellung sind standardisierte Blöcke aus zerkleinertem Fischfleisch ohne fischtypischen Geschmack«, berichtete ganz nüchtern die *Zürcher Zeitung*. Das Schweizer Blatt hat auch in Erfahrung gebracht, wie die Roh-Fische in die Standard-Form gebracht werden: »Zunächst entfernt man maschinell Kopf, Eingeweide und den Hauptteil der Mittelgräte. Im nächsten Arbeitsschritt wird der Fisch mehrmals gewaschen. Wasserlösliche Proteine, verschiedene Enzyme sowie Salze und weitere Verbindungen wie Formaldehyd, Blutfarbstoff, aber auch Fischfett werden dabei entfernt. Nach der Entwässerung durch eine Schraubenpresse setzt man Zucker, Sorbit und Polyphosphat in geringen Mengen zu, damit die Masse besser gefriert.«

Ein bisschen Gewalt muss schon sein. Aber nach der Tortur mit Enthauptungsmaschine und Schraubenpresse können die zum Standard-Block mutierten Meeresbewohner, gleichsam als Dank und Ausgleich, zu einer Karriere antreten, die sie sich ursprünglich nie hätten träumen lassen: In Salaten und Dosen vertreten sie fortan vornehmste Meeresbewohner wie Hummer oder Garnelen. In Amerika wurden die ersten Import-Surimis aus Japan 1980 gesichtet, 20 Jahre später lag der Verbrauch bei 75 000 Tonnen. In Frankreich hat sich der Verbrauch von 1994 bis 2001 verdreifacht, auf 32 500 Tonnen. Im Mutterland der feinen Küche sind sie von den Häckseleien so begeistert, dass dort jetzt auch schon Hühner zermalmt und neu zusammengesetzt werden. Beim New Foods Congress Ende 2003 in Köln stellte die Firma L.D.C. S.A. aus Sable-sur-Sarthe stolz ihre neuen Surimi-Chicken-Stückchen vor, stäbchenartige, fingergroße Formstücke. Wer Gummi mag, wird Surimi-Chicken lieben, und auch in Deutschland treten die Surrogate, häufig versteckt, in Erscheinung. Bei einer Stichprobe fand die Hamburger Bundesforschungsanstalt für Fischerei schon 1994 in sieben von zehn Garnelenfleisch-Proben Surimi. 1999 notierte der Landrat des nordrhein-westfälischen Kreises Mettmann in seinem Lebensmittel-Überwachungsbericht etwas säuerlich: »Auf einem Marktschreier-Festival wurde ein Surimi-Erzeugnis (Krebsfleisch-Imitat) irreführend als ›Italian Krebsfleisch‹ angeboten.«

Dabei werden sich die Erscheinungsformen vermutlich noch erweitern.

Dank Aroma-Einsatz werden völlig verschüttete Talente der Meerestiere gefördert. Denn mit Surimi lassen sich nicht nur edle Meeresfrüchte imitieren. Mit ein paar Kunstgriffen und veränderten Aromen kann das Zeug auch als Rohstoff für Schweinswürste oder Frankfurter herhalten sowie in Backwaren, Milchprodukten und Pasta zum Einsatz kommen. »Die Möglichkeiten sind endlos«, schwärmt das Kunstnahrungs-Fachblatt *International Food Ingredients*. Vor allem in Restaurants könne das Kunstprodukt nutzbringend eingesetzt werden, so das Blatt in schöner Offenheit, weil dort

»seine Imitat-Eigenschaft auf der Speisekarte versteckt werden kann«. Die jeweils neuesten Surimi-Einsatzfelder werden alljährlich auf der »Surimi-Technologie-Schule« an der amerikanischen Oregon State University diskutiert. Studenten und erfahrene Technologen treffen sich dort, gesponsert von Firmen wie dem High-Tech-Pionier Monsanto, oder, das Jahr über, im Internet. Adresse: http.//www.osuseafoodlab.oregonstate.edu/surimi.htm.

Die Verwandlung von Meeresbewohnern zu Schweinswürstchen ist offenbar auch umkehrbar: Wie das *Journal of Food Science* berichtete, können mit einem neuen Verfahren aus Schweinefleisch Muscheln hergestellt werden. Nur vom Nährwert gehe, aufgrund des ebenfalls notwendigen extensiven Waschens, einiges verloren.

Die Amerikaner haben schon einen Fachausdruck für derlei Imitate: »Fake Food«, Falschnahrung.

Die Verwendung von gefälschten Nahrungsmitteln ist indessen nicht immer Ausdruck nackter Not oder der verzweifelten Suche nach Einsparpotenzialen im Produktionsprozess. Bisweilen müssen sich die Techniker ihre Rohstoffe schlicht deshalb selber basteln, weil die fragilen Naturerzeugnisse den harten Alltag in der Fabrik nicht aushalten. Der liebe Gott hat die Früchte ja noch in vorindustrieller Zeit an Bäume und Sträucher gehängt. Diese paradiesischen Zeiten, da die Früchte frisch gepflückt in den Mund wandern, sind indessen vorbei. Heute müssen sie erst einmal über lange Fließbänder rollen, in Öfen hohe Hitze oder im Gefrierschrank garstige Kälte ertragen. Und dann werden sie noch in Maschinen malträtiert. Manch zartes Früchtchen erweicht darob. Vor allem »weichere Früchte wie Erdbeeren oder Himbeeren«, sagt der Forschungsleiter des Unilever-Konzerns, können bei maschineller Verarbeitung »leicht zermatschen«.

Sein Konzern hat deshalb ein Verfahren erfunden, mit dem

laut Patentschrift Nummer DE 216271 C2 »die Absicht verfolgt wird, natürliche Früchte vorzutäuschen«. Dazu wird »Fruchtmaterial«, etwa »Himbeerabfälle« oder ausgepresste Reste von Beeren, mit einem Gelee aus Algenextrakt, Geschmacks- und Farbstoffen zu einem bissfesten Etwas rekonstruiert. Diesen »simulierten Früchten« (Patentschrift) kann weder die Backhitze noch das »Eindosen« etwas anhaben. Eigentlich eine pfiffige Idee, um stabilere Himbeeren zu gewinnen, die auch das industrielle Milieu schon kennen und sich davon nicht gleich erdrücken lassen. Allerdings: Der Unilever-Konzern versichert, das Patent niemals ausgenutzt zu haben. Das ist eigentlich schade, wenn die Geistesleistungen der werkseigenen Ingenieure so ins Leere laufen müssen. Zumal solche »Fruchtzubereitungen«, wie die Komposition hernach auf dem Joghurtbecher genannt wird, ja häufig gebraucht werden.

Die Firma Rudolf Wild aus Heidelberg macht damit zum Beispiel blendende Geschäfte. Sie setzt insgesamt 700 Millionen Dollar im Jahr um, hat 29 Produktionsstätten und Niederlassungen in 19 Ländern, dazu Repräsentanzen in insgesamt 70 Ländern: unter anderem in Japan und Frankreich und Spanien, in Ungarn und Polen, in England, Holland, in den USA, Argentinien, Vietnam. In aller Welt werden die Früchte von Wild also in Quark und Joghurt gefüllt. Doch die Kunden kriegen durchaus nicht immer das, was sie glauben: Der *Spiegel* enthüllte im Herbst 1996 skandalöse Verfehlungen, vor allem hinsichtlich der Fruchteinwaage: Zum Beispiel, so belegten »interne Firmendokumente« *(Spiegel)*, bestellte die Firma Südmilch, die die Wild-Erzeugnisse unter anderem in ihre »Landliebe«-Produkte rührt, im Jahre 1993 eine Fruchtzubereitung, die 70 Prozent Aprikosen enthalten sollte. Doch das, was »da am 14. September bei Wild zusammengemischt wurde«, enthielt, wie der *Spiegel* herausfand, »keine einzige Aprikose«, nur den billigeren Pfirsich und dazu Aprikosenaroma. Auch eine Mixtur für die Kinderlieblingsnahrung »Fruchtzwerge« von Danone, Geschmacksrichtung Erdbeere und Banane, enthielt keineswegs die vertraglich vereinbarten 40 Prozent Fruchtanteil, sondern nur die Hälfte. Da ward sogar der *Spiegel* von Mitleid ergriffen: »Arme Fruchtzwerge.«

Arme Kinder. Denn selbst wenn die »Fruchtzubereitung« den vertraglich vereinbarten Erdbeer- und Bananenanteil von 40 Prozent enthält, sind 60 Prozent eben keine Frucht, sondern irgendetwas anderes. Vielleicht eine leckere Algen-Creme, vielleicht ein bisschen Gelatine. So richtig böse waren die betrogenen Lebensmittelhersteller nach der Enthüllung denn auch nicht. Die Lieferverträge wurden nicht aufgekündigt, auch von einer Anzeige wegen Betrugs wusste das Blatt nicht zu berichten. Die Marketing-Chefin von Danone meinte bloß, wenn Wild von den vereinbarten Frucht-Anteilen abgewichen ist, »hätte man uns das zumindest mitteilen müssen«. Und auch Wild rechtfertigte sich, es sei durchaus üblich, bei einer »Fruchtzubereitung« für Kirschjoghurt eventuellen Kirschenmangel durch Traubensaft oder Rote-Bete-Saft auszugleichen – auf Kundenwunsch. Will sagen: Wenn der Joghurtesser und Quarkfreund schon an der Nase herumgeführt wird, dann sollen die Joghurthersteller und Quarkproduzenten dies gefälligst selbst tun.

Die Imitate haben unsere Kühlschränke und Gefriertruhen erobert. Bunte Bildchen auf dem Etikett und phantasievolle Bezeichnungen führen ein bisschen in die Irre. Nur Kundige können die Chiffren deuten, jene subtilen Signale, die ein Etikettendichter aussendet: »Fruchtzwerge«, das könnte vielleicht bedeuten, dass Früchte bloß in Zwergenportiönchen eingerührt wurden. Ansonsten gilt, was das amerikanische Nachrichtenmagazin *Newsweek* schon 1985 über derlei Imitate schrieb, für die im Amerikanischen auch ein deutsches Lehnwort gebräuchlich ist: »Ersatz-Food: Looks Like, Tastes Like …« Sieht aus wie, schmeckt wie: Die Esskultur ist in die Sphäre des Uneigentlichen entschwunden. Was wir verzehren, wenn wir die Packungen mit den bunten Labels kaufen, ist nur noch ein bloßes Als-ob.

In einigen seltenen Fällen fliegt der Schwindel auf. Es rollt dann manchmal eine kleine Welle der Empörung durch das Land. Und in noch selteneren Fällen wird ein Als-ob-Erzeugnis dann aus den Regalen genommen. Der Fleischersatz »Quorn« beispielsweise hatte in Deutschland nur ein ganz kurzes, unerfreuliches Dasein. Er wurde in einigen bayrischen Testmärkten eingeführt und dann wieder abgezogen. Denn die voralpinen Medien hatten Unschönes über das Produkt berichtet: Das Erzeugnis, von einem englischen Chemie-Multi entwickelt, wird aus Schimmelpilz-Kulturen gewonnen. Das wollten die Bayern nun doch nicht.

Die Briten hingegen, einem verbreiteten Vorurteil zufolge bei Tisch ohnehin nicht sehr verwöhnt, störten sich nicht so sehr an dem Schimmelpilz-Image. Britische Schulkinder, so brachte das Öko-Blatt *Natur* in Erfahrung, halten Quorn »für Putengeschnetzeltes«. Das ist nun nicht gerade ein Kompliment für die gute Pute. Aber es könnte vielleicht daran liegen, dass die Puten heutzutage in der Regel auch eher ein Imitat ihrer selbst sind, mit einem riesigen, rucksackähnlichen Bruststück (»Schnitzel«) im Massenstall schon fast bewegungsunfähig dahinvegetieren, nur unter medikamentösem Dauer-Doping existieren können und in Wahrheit eher einem wandelnden Arzneimitteldepot ähneln: »Wer ein Putenschnitzel isst, spart sich den Weg zur Apotheke«, witzeln norddeutsche Veterinäre, die häufig mit solchen Kreaturen zu tun haben.

Nun wäre es wohl verfehlt, aus Sorge um die Gesundheit gerade diesem Rat zu folgen. Es ist indessen ratsam, bei häufigem Verzehr von Imitaten öfter Heilkundige zu konsultieren. Denn die neuesten Erzeugnisse der Lebensmittelindustrie sind nicht in jedem Fall der Gesundheit zuträglich.

Der Fett-Ersatzstoff »Olestra« beispielsweise. Er wurde eigens auf den Markt gebracht, weil er dem Körper null Nutzen bringt: Er soll knabbersüchtigen Amerikanern – und später auch Europäern – ermöglichen, ohne Unterlass Chips zu verzehren und dabei nicht noch fetter zu werden. Denn der Fett-Ersatz Olestra, in dem die Knabbersachen frittiert werden, besteht aus Molekülen, die derart sperrig sind, dass sie auf dem Weg durch den Körper nirgends andocken können: Sie flutschen grade so durch. 200 Millionen Dollar hat der Gemischtwarenkonzern Procter & Gamble, bei Eltern eher als Erzeuger von »Pampers«-Windeln bekannt, für das Pseudo-Fett ausgegeben. Doch weil der synthetische Stoff ungebremst durchs Gedärm saust, droht Durchfall. Zudem können lebenswichtige Vitamine gleich mit ausgeschwemmt werden: Produkte, die Olestra enthalten, müssen deshalb auf Geheiß der Lebensmittelbehörde FDA in den USA einen Warnhinweis tragen: »Dieses Produkt enthält Olestra. Olestra kann Unterleibskrämpfe und Durchfall verursachen. Olestra behindert die Aufnahme von Vitaminen und anderen Nährstoffen. Die Vitamine A, D, E und K wurden hinzugefügt.«

20000 Verbraucherbeschwerden sammelte das Center for Science in the Public Interest (CSPI) von der Zulassung im Jahre 1996 bis ins Jahr 2003. Plötzliche Durchfälle, Inkontinenz, Krämpfe, gelb-oranges Öl in Toilettenschüsseln und Unterwäsche waren die häufigsten Beschwerdegründe. »Dass dieses Produkt auf den Markt kommen durfte, wird als einer der größten Schnitzer der FDA in die Geschichte eingehen«, sagt der CSPI-Exekutivdirektor Michael F. Jacobson.

Es scheint, als ob manche teure Innovation nur jenen zu empfehlen sei, die hart im Nehmen sind. Empfindliche Naturen können Schaden nehmen. Und nicht immer deutet ein Warnhinweis auf drohende Gefahren hin. Im Gegenteil: Besonders tückisch sind versteckte Ingredienzen. Die können bei sensiblen Menschen nicht nur zu Durchfall führen, sondern zu Schockreaktionen, ja sogar zum Tod.

11. Der Schock-O-Riegel: Versteckte Risiken für die Gesundheit

Weshalb für manche Menschen eine »Lila Pause« lebensgefährlich sein kann. Woran Sarah Redding, 17, so plötzlich gestorben ist. Der Doktor als Detektiv: Über die schwierige Suche nach den Krankheitsauslösern im Essen.

Beim Essen musste die Dreijährige immer vorsichtig sein: Sie litt an einer Fischallergie. Die Eltern hatten deshalb eigentlich keine Bedenken, als die Kleine an einem Zitronenplätzchen für Diabetiker knabberte. Doch binnen Sekunden schwollen ihre Schleimhäute an, wenige Minuten später hatte sie Nesselsucht am ganzen Leib.

Die erschrockenen Eltern brachten das Mädchen schnellstmöglich zum Arzt. Der untersuchte das Kind und stellte verschiedene Allergietests an. Es gab keinen Zweifel: Der Ausschlag und die Schwellungen waren eine Reaktion auf Fisch. Sie hatte aber weder Butt noch Dorsch verspeist, sondern nur jene Zitronenplätzchen. Ein seltsames Phänomen. Der Doktor ließ sich deshalb vom Hersteller eine Zutatenliste schicken. Dann war der Fall klar: Zwar war kein Fisch im Gebäck, aber »Vollei« – die Hühner in der Legebatterie waren wohl mit Fischmehl gefüttert worden.

Das industrielle Ei-Erzeugnis fällt immer häufiger als Auslöser von Fisch-Allergien auf. Zum Erstaunen der Doktoren: »Das Fisch-Allergen wird also bei der Passage durch die Henne nicht zerstört, gelangt dann ins Ei, in den Plätzchenteig und verschwindet auch nicht während des Erhitzens beim

Backvorgang«, wunderte sich der saarländische Allergologe Friedrichkarl Steurich, der häufig mit solchen Fällen zu tun hat.

In der Welt der industriellen Lebensmittel ist es nicht immer leicht, den Ursachen für Krankheiten auf die Spur zu kommen. Namentlich bei den Allergien und anderen Lebensmittelunverträglichkeiten, im Dschungel der Lebensmittel-Zusätze, kann der Doktor häufig nur mit detektivischem Spürsinn die Auslöser identifizieren.

Für immer mehr Menschen wird der Besuch im Supermarkt zu einem Gesundheitsrisiko. Jeder Dritte sei mittlerweile Allergiker, so der Sachverständigenrat für Umweltfragen, ein Gremium namhafter Professoren, die die deutsche Bundesregierung beraten.

Bei Kindern hat die Zahl der Asthmaerkrankungen von den siebziger bis zu den neunziger Jahren nach Daten der Weltgesundheitsorganisation um 200 Prozent zugenommen. Bis zu 5 Prozent der Bevölkerung gelten als Nahrungsmittel-Allergiker; der Bundesverband der Betriebskrankenkassen zählt gar 15 Prozent zur gefährdeten Gruppe. Bei Kindern können, wie eine Studie am Haunerschen Kinderspital in München ergab, bis zu 42 Prozent als latente Allergiker gelten. Und viele Lebensmittel-Unverträglichkeiten werden erst gar nicht erkannt: »Wenn man nicht danach sucht, dann findet man auch nichts«, sagt der Allergologe Steurich.

Bislang galten die Zusatzstoffe eher als harmlos. Noch 1994 sagte beispielsweise die Allergologin Claudia Thiel in einem Interview mit einer medizinischen Fachzeitschrift: »Nach wie vor sind es ganz überwiegend natürliche Bestandteile, die für Nahrungsmittelallergien verantwortlich sind – deutlich seltener sind chemische Zusatzstoffe als Auslöser auszumachen. Die meisten Zusatzstoffe sind in dieser Hinsicht völlig unverdächtig.«

Neuere Erkenntnisse legen allerdings nahe, dieses Urteil zu relativieren: Denn nach Untersuchungen von Freiburger und Hannoveraner Allergologen, die 1996 in der Fachzeitschrift *Allergologie* veröffentlicht wurden, sind bis zu 31 Prozent aller Fälle von Nesselsucht (»Urtikaria«) auf Zusatzstoffe im Essen zurückzuführen. Auch die kindliche Neurodermitis, so ergab eine schon 1989 in der Zeitschrift *Allergy* veröffentliche Untersuchung, kann durch Nahrungsmittelzusätze verursacht werden: Bei der Hälfte der durchschnittlich dreieinhalbjährigen Kinder, die auf Zusätze getestet wurden, lösten diese die Hautkrankheit aus. Oft sind versteckte Zusatzstoffe Auslöser für allergische Schocks, die binnen einer halben Stunde zum Tode führen können. »Der Genuss von Lebensmitteln, die nicht selbst zubereitet werden, stellt für Allergiker ein nicht kalkulierbares Risiko dar«, konstatierte das deutsche *Bundesgesundheitsblatt* in einer Sonderausgabe 2001. Und: »Bei zunehmendem Konsum von Fertiggerichten ist die Thematik der versteckten Allergene weiterhin aktuell.«

Die Grenzen zwischen natürlich und chemisch sind im Zeitalter der künstlichen Natürlichkeit nicht mehr so exakt zu ziehen. Wenn die »natürlichen Aromen« aus Sägespänen gewonnen werden und technologisch zurechtgetrimmte Soja-Ingredienzen, Erdnuss-Partikel und Molke-Fraktionen das Essen aufwerten, dann erscheint bald alles als echt künstlich. Zumal wenn die Zusatzstoffe aus ehedem natürlichen Rohstoffen gewonnen, dann aber umgewandelt und in völlig überraschender Form wieder eingebaut werden, schleppen sie eine Allergiegefahr ein, mit der niemand rechnet.

Ein zusätzliches Risiko bildet die Häufung der Ingredienzen, die Mischung verschiedener Zutaten. Die schaden einzeln vielleicht den Versuchs-Ratten nicht. Als Kombination können sie aber durchaus giftig wirken, wie Wissenschaftler der Universität Oldenburg um die Biochemikerin Irene Witte herausfanden. Sie untersuchten die Wirkung einer Mischung verschiedener Chemikalien. Alle galten einzeln als unbedenklich. Zusammen aber bildeten sie ein gefährliches Gemisch: Angeblich harmlose Lebensmittelzusatzstoffe führten bei den Versuchen in Verbindung mit Antibiotika, Pestiziden oder Schwermetallen, die ja häufig als Rückstände im Essen anzutreffen sind, zu Erbgutschäden, die Krebs auslösen können. Dabei nahmen die Wissenschaftler jeweils Konzentrationen, die nach allgemeiner Ansicht keine gefährlichen Wirkungen haben dürften (Wissenschaftler-Kürzel: »NOEC«, »No Observed Effect Concentration«). Die bedenkliche Erkenntnis: »Je mehr Substanzen ein Gemisch enthält, desto geringere Konzentrationen der Einzelsubstanzen werden benötigt, um eine toxische Gesamtwirkung hervorzurufen.« Die *tageszeitung* brachte diese Erkenntnis auf die knappe Formel: »Gemeinsam sind sie unausstehlich.« Professor Georg-Friedrich Kahl vom Göttinger Giftinformationszentrum spricht aufgrund ähnlicher Erkenntnisse von »kumulativer Toxizität verschiedener Stoffe in geringer Dosierung«.

Der Doktor hat es da nicht leicht, weil er als Ursache einer Krankheit einen Stoff aufspüren muss, der als Zutat jenen künstlich-natürlichen Mixturen beigegeben ist, die als Lebensmittel verkauft und auch verzehrt werden. Immerhin sind heute etwa 20000 verschiedene Zusatzstoffe gebräuchlich. Mediziner mit einem gewissen kriminalistischen Naturell haben da noch die besten Chancen auf Erfolg. Der Schweizer Professor Brunello Wüthrich scheint mit solchem Spürsinn ausgestattet: Die »detektivische Spurensuche des Allergologen«, so sagt er, könne »überaus spannend« sein und bisweilen zu »überraschenden Ergebnissen« führen.

Eine 22-jährige Käseverkäuferin beispielsweise reagierte auf den Genuss des brasilianischen Kokos-Likörs *Batida de Coco* mit Schüttelfrost, Schwindelanfällen, ja sie wurde sogar bewusstlos. Es war keineswegs der Alkohol, sondern ein – eigentlich gesunder – Bestandteil, der allerdings auf dem Etikett nicht auftauchte: Milcheiweiß. Und die junge Frau litt unglücklicherweise an einer Milchallergie.

Ein zweijähriger Bäckerssohn bekam auf einer Autofahrt ein Bonbon in rosaroter Hülle. Der Knabe begann zu lutschen – und binnen weniger Minuten schwollen ihm Gesicht und Lippen an, der Hals begann sich zu röten, Schluckbeschwerden und Atemnot stellten sich ein. Die überraschten Eltern brachten ihn erst zum Hausarzt und dann nach Zürich ins Hospital. Dort wurden umfangreiche Recherchen zum Inhalt des Lutschbonbons angestellt. Es bestand aus Zitronensäure, Glyzerinstearat-Monoester, Erdbeerrot, Himbeeraroma, Lecithin und einem Stoff namens Hyfoama. Erste Allergietests deuteten darauf hin, dass dieses Hyfoama der Auslöser der Beschwerden sein könnte. Zur Sicherheit schickten die Schweizer eine Probe zu einem Spezialisten nach Stockholm. Der gab alsbald positiven Bescheid: Hyfoama war schuld.

Die Zutat ist als Allergieauslöser bislang nicht hervorgetreten. Die Züricher Mediziner wandten sich deshalb auch noch an die Herstellerfirma PPF International mit Sitz in den Niederlanden. Sie erfuhren, dass es sich bei Hyfoama um ein geschmacksneutrales Pflanzenprotein-Pulver handele. Auch einem durchschnittlich gebildeten Bonbonesser ist der Stoff nicht geläufig, der nach Herstellerangaben aus »Weizen-Gluten-Protein« nach Einwirkung von Kalzium-Hydroxid entsteht und somit eine »Mischung von Gluten-Polypeptiden« sei. Aha, denkt der Unkundige ratlos. Auf dem Etikett wird der Bonbonlutscher mit solchen komplizierten Sachen nicht behelligt. Es erscheint dort schlicht als Weizenprotein, Emulgator, Stabilisator, Verdickungsmittel oder auch gar nicht: Es muss nicht in jedem Falle deklariert werden. Der Knabe, der bislang alle Mehlprodukte, auch Haferflocken und Cornflakes problemlos vertragen hatte, war offenbar gegen diese Form von verwandeltem Weizen allergisch. Künftig sollte er solche Bonbons meiden, aber auch Nougat, Karamell, Gummibären, Schokoriegel, Erdbeeren mit Zuckerguss. Überall dort könnte ihm dieses Hyfoama ebenfalls begegnen.

Die überraschenden Nebenwirkungen moderner Nahrungsmittel treffen indessen nicht nur unschuldige Kinder. Eine besonders gefährdete Gruppe sind offenbar die Beschäftigten in der Lebensmittelindustrie, vor allem die Technologen, die unmittelbar an der Konstruktion von essbaren Erzeugnissen beteiligt sind, aber auch Köche, die solche Produkte verarbeiten.

Ein 38-jähriger Patient der Züricher Allergologen um Professor Wüthrich beispielsweise arbeitete als Lebensmitteltechnologe in der Entwicklung und Herstellung von Bindemitteln auf der Basis von Grünkernmehl und Johannisbrotkernmehl. Beim Aufenthalt in der Fabrik bekam er häufig allergischen Schnupfen und Atembeschwerden, nach einigen Jahren erkrankte er an chronischer Nesselsucht. Die Mediziner fanden heraus, dass der Mann vornehmlich auf das Johannisbrotkernmehl allergisch reagierte. Im Verlauf der Behandlung bildeten sich die Nessel-Quaddeln zurück, vor allem als der Patient schließlich noch auf sein morgendliches Joghurt-Müsli verzichtete.

Auf den Job bei der Lebensmittelproduktion mochte er indessen nicht verzichten, bei späteren Arztbesuchen erzählte er, dass nach längerem Aufenthalt in der Fabrik prompt die Atemprobleme wiederkämen und auch die Nesselsucht wieder aufblühe.

Weltweit müssen mittlerweile Mediziner nach diesen Stoffen fahnden, die in Lebensmitteln verarbeitet werden – und die bislang als Bestandteil des Menüs nicht sehr bekannt waren. Mit Gummiarabicum beispielsweise, einem Naturstoff, der aus dem Senegal und dem Sudan kommt, waren Mitteleuropäer bislang wenig vertraut. Allenfalls als Klebstoff etwa im sogenannten Gummierstift ist er manchen Büromenschen bekannt. Heute nehmen sie ihn regelmäßig zu sich, verdeckt, versteht sich, etwa als Trägersubstanz von Aromastoffen. Er ist inzwischen ebenfalls als möglicher Allergie-Auslöser identifiziert.

Solche bislang unbekannten Bestandteile der verzehrbaren Fabrikprodukte erschweren den Ärzten die Diagnose. Die Rezepturen werden in den Firmen ja als Betriebsgeheimnis behandelt. Alle Beteiligten behandeln die Zusammensetzung der Tütensuppen, Schokoriegel und Tiefkühlpakete mit äußerster Diskretion. Die Firma Haribo, beispielsweise. An die berühmte Gummibärenfabrik hatte sich der Züricher Allergieprofessor Wüthrich gewandt, weil er eine kleine Patientin zu versorgen hatte – als Haribo-Opfer. Das zweijährige Mädchen hatte Haribo Goldbären genascht – und innerhalb einer Viertelstunde bekam sie Ausschlag am ganzen Körper, ihre Augen und Lippen schwollen an, sie musste sich erbrechen, erlitt schließlich einen Kollaps und wurde ins Spital gebracht. Die Untersuchung an der Züricher Universitätsklinik brachte ein eindeutiges Ergebnis, wie Professor Wüthrich der Firma Haribo mitteilte: »Bei der allergologischen Abklärung konnten wir im Hauttest stark positive Sofortreaktionen auf die Haribo Goldbären türkis, rot, gelb, lila und später auch auf die Goldbären Tropifrutti feststellen.«

Um die Ursache herausfinden zu können, bat der Professor höflich, »uns kleine Proben« der möglicherweise allergieauslösenden Zusätze »raschmöglichst zu liefern«. Knapp drei Wochen später kam die Antwort von Haribo, ein Schreiben mit einigen Angaben über die Inhaltsstoffe – aber leider ohne Proben. Denn, so teilte eine Dame vom Haribo Kundenservice mit: »Leider ist es uns nicht möglich, Ihnen Proben der einzelnen Rohstoffe zukommen zu lassen«, weil diese »äußerst vertraulich behandelt werden.«

Dennoch wünsche die Firma der kleinen Patientin »alles, alles Gute«.

Dabei wäre es womöglich überlebenswichtig für das kleine Mädchen, zu erfahren, was bei ihr den schweren Schock ausgelöst hat.

Denn häufig enden solche Schocks tödlich.

Sarah Redding starb, siebzehnjährig, im Oktober 1993 im Städtchen Ash bei London. Sie hatte in einem Schnellrestaurant einen Zitronen-Pie gegessen. Als Todesursache diagnostizierten die Ärzte winzige Spuren von Erdnüssen in dem Fertigdessert. Sie waren, wie in Restaurants üblich, nicht deklariert und daher für das Mädchen nicht zu erkennen. Ihr Vater, David Redding, gründete daraufhin eine Selbsthilfegruppe, um auf die Gefahren aufmerksam zu machen, die in unscheinbaren Speisen lauern können: die »Anaphylaxis Campaign«. Denn Sarah war an einem anaphylaktischen Schock gestorben, einer plötzlichen und häufig tödlichen Reaktion auf Allergie-Auslöser in Lebensmitteln. Winzige Spuren, wenige Moleküle schon, können solch einen Schock auslösen.

1992 forschte Dr. Hugh A. Sampson mit einigen Ärztekollegen von der Johns Hopkins University im US-amerikanischen Baltimore nach den Ursachen für mysteriöse Todesfälle bei sechs Schulkindern. Die Suche brachte ein überraschendes Ergebnis. Todesursache waren: ein Hamburger, ein Sandwich, Süßigkeiten. Sie enthielten, wie die *New York Times* berichtete, »versteckte Zutaten«, Spuren von Erdnüssen, Nüssen, Eiern. Die Kinder, allesamt Allergiker, hatten die gefährlichen Stoffe zuvor erfolgreich umgangen. Doch gegen die industriell hergestellten Leckereien waren sie machtlos: Die für sie lebensgefährlichen Ingredienzen waren in den Lebensmitteln verborgen, ebenfalls ohne Warnhinweise, ohne Deklaration.

Dr. Sampson, der seine Erkenntnisse im *New England Journal of Medicine* veröffentlichte, war einer der Ersten, der auf einen möglichen »anaphylaktischen Schock« durch versteckte Allergene in Lebensmitteln aufmerksam machte. 1994 warnte auch das deutsche *Bundesgesundheitsblatt* erstmals vor »unter Umständen lebensbedrohlichen Schockreaktionen« durch die unsichtbaren Allergene. »Am brisantesten«, meint Privatdozent Stefan Vieths, Mitautor der Studie und Lebensmittelchemiker am Paul-Ehrlich-Institut im hessischen Langen, seien Erdnüsse, häufig in Schokoriegeln versteckt. »Besonders problematisch« sei auch Surimi, mahnte das *Bundesgesundheitsblatt* im Jahre 2001 in einem Artikel über »versteckte Allergene«: Das Meeresfrüchte-Mischerzeugnis sei »beispielsweise in Fleischwaren zu finden oder als Pizzabelag, wo es auch noch allergen sein kann«. Selbst Baby-Milchpulver könne, so warnte die Ärzte-Zeitschrift *The Lancet*, aufgrund von Erdnuss-Spuren zum anaphylaktischen, tödlichen Schock führen.

Einige Hersteller sind jetzt allerdings dazu übergegangen, auf der Packung freiwillig auf die potenziellen Schock-Auslöser hinzuweisen. Die »Lila Pause« von Suchard, Geschmacksrichtung Nougat-Crisp, enthält beispielsweise einen solchen Hinweis: »Kann Spuren von Erdnüssen, Mandeln und Weizeneiweiß enthalten.«

Auch das mittlerweile in 30 000 Lebensmitteln enthaltene Soja kann zu unerwünschten Nebenwirkungen führen. Eine Patientin starb nach Verzehr von Pizza mit sojahaltiger Wurst. Durch den »zunehmenden Einsatz von Soja in der Lebensmittelindustrie«, so vermerkte der Ernährungsbericht der Bundesregierung schon 1992, sei eine »Zunahme der Sensibilisierung gegen Soja« zu beobachten. Durchschnittlich fünf Kilo verspeist der Bundesbürger davon jedes Jahr, beispielsweise in Gestalt von »Lecithin« in Nutella. Soja ist häufig auch Ausgangspunkt für manche vegetarische Fleischaromen: Dafür wird die Bohne mit Salzsäure übergossen und mit Natronlauge neutralisiert. Doch selbst dann kann sie noch allergene »Restaktivität« entfalten, schreibt das *Bundesgesundheitsblatt*. Solche »Proteinhydrolysate«, so der ehemalige Aroma-Forschungsleiter von Unilever in Hamburg, »sind schon von der Menge her sehr bedeutsame Bestandteile von Lebensmittelaromen«. Man schätzt ihre jährliche Weltproduktion auf 1,7 Millionen Tonnen. Das war schon 1987.*

Für einen anaphylaktischen Schock genügen geringe Mengen; selbst die tödliche Dosis ist winzig. Bei Ei etwa, so berichtete das US-Fachblatt *Food Technology* im März 1996, wurden allergische Reaktionen schon bei einem Anteil von 0,003 Prozent in einem Lebensmittel beobachtet; ein Milchallergiker erlitt einen tödlichen Schock nach Verzehr eines Würstchens, in dem ein Anteil von 0,06 Prozent Milcheiweiß enthalten war – insgesamt nur 60 Milligramm. In den USA, so berichtete der Sender CNN im Jahre 2002 in einer Reportage mit dem alarmistischen Titel »Stille Killer: Tödliches Essen«, sterben jährlich 200 Menschen an einem allergischen Schock.

Ein Biss ins Würstchen muss natürlich nicht gleich zum Tode führen. Die meisten Menschen überstehen so etwas ohne Schaden, ja oft sogar mit Genuss. Manche allerdings reagieren in überraschender Weise: aggressiv. Ein Knabe aus der Münchner Gegend beispielsweise flippte völlig aus, nachdem er zu Mittag ein paar Wiener bekommen hatte. Er raste durch die Wohnung, knallte mit den Türen, wurde, wie seine Mutter berichtete, »fuchsteufelswild«.

Der Bub litt an einem neuerdings häufig anzutreffenden Krankheitsbild: Hyperaktivität. Diese Kinder können kaum stillsitzen, sie zappeln herum, weswegen die Krankheit volks-

* Karl Heinz Ney: Lebensmittelaromen. Hamburg: Behr, 1987.

tümlich auch »Zappelphilipp-Syndrom« genannt wird. Dass dieses Leiden, ebenso wie kindliche Migräne, auch auf Lebensmittel zurückzuführen sein kann, fand der Münchner Professor Joseph Egger heraus, damals Kinderneurologe an der Münchner Universitäts-Kinderklinik.

Egger ist gebürtiger Südtiroler, er lehrt jetzt, nach längeren Auslandsaufenthalten, im italienischen Meran. Der Professor ist 1,94 Meter groß, trägt Kinnbart, eine geräumige Brille und den weißen Medizinerkittel. Trotz seines hünenhaften Wesens wirkt er sanft. Er spricht mit ruhiger Stimme und dem alpinen Akzent seiner Heimat, manchmal, kaum merklich, mit leichtem englischem Touch. Den hat er sich in London angewöhnt, sechs Jahre war er dort als Arzt am renommierten Hospital for Sick Children, behandelte vor allem kindliche Migränepatienten und kleine hyperaktive Rabauken.

Damals, Anfang der achtziger Jahre, hatte sich Egger vorgenommen, den »Unsinn« von der Gefährlichkeit künstlicher Farb- und Konservierungsstoffe in Lebensmitteln zu widerlegen. »Ich wollte beweisen, dass das nur Einbildung ist«, sagt Egger. Der aufstrebende Forscher fand auch Interessantes heraus – allerdings exakt das Gegenteil dessen, was er eigentlich nachweisen wollte. Seine Erkenntnisse waren dennoch so bedeutend, dass sie in der renommierten englischen Fachzeitschrift *The Lancet* veröffentlicht wurden.

Egger hatte seine kleinen Patienten, ganz einfach, mit einer eigens ausgetüftelten Diät gefüttert: ohne Tütensuppen, ohne Dosenravioli. Hamburger waren verboten und auch Fertigjoghurts. Ausgeschlossen wurden auch alle bekannten natürlichen Allergie-Auslöser wie Soja, Kuhmilch, Fisch. Das Ergebnis: Bei 62 von 76 hyperaktiven Kindern verbesserte sich das Verhalten deutlich. In einer Gruppe von 88 kindlichen Migränepatienten schwanden die Beschwerden gar bei 93 Prozent. Gleichzeitig heilten, überraschenderweise, bei vielen Kindern auch zusätzliche Leiden wie Asthma oder juckende Ekzeme.

Um herauszufinden, welche Nahrungsmittel denn nun für die Krankheiten verantwortlich waren, durften seine Patienten nach der dreiwöchigen Diät wieder die gewohnten Sachen essen, eins nach dem anderen. Die Familien mussten täglich darüber penibel Protokoll führen.

Das Ergebnis: Lebensmittelzusätze, Farb- und Konservierungsstoffe waren als Krankheitsauslöser ebenso bedeutsam wie die natürlichen Stoffe Soja, Kuhmilch, Erdnüsse, Fisch und Eier. Sogar bei jugendlichen Ganoven, so ergab eine Untersuchung im Städtchen Shipley in der englischen Grafschaft Yorkshire, schwand die Neigung zu kriminellen Taten nach der Diät deutlich: »Die Polizei hatte dann Ruhe vor denen«, sagt Egger.

Nun wäre es sicher etwas übertrieben, alle Leiden dieser Welt auf obskure Zutaten in Lebensmitteln zurückzuführen. Es trüge wohl auch die Hoffnung, alle Gangster auf Erden durch hausgemachte Knastkost zu befrieden. Kopfschmerzen, Hautausschläge, Schluckbeschwerden und Atemprobleme sind indessen weit häufiger als bisher angenommen auf die modernen Inhaltsstoffe von Lebensmitteln zurückzuführen. Und die Betroffenen wären sicher dankbar, wenn sie in irgendeiner Weise vor den Gefahren gewarnt würden, die beim Genuss eines Fabrikprodukts, eines Bäckerbrötchens, eines Wiener Würstchens drohen.

Die Mediziner fordern deshalb, noch nicht sehr laut, aber vernehmlich, verbesserte Vorschriften für die Kennzeichnung von Lebensmitteln. Und auch drei Viertel aller Verbraucher wünschen sich, so ergab 2003 eine Umfrage des Emnid-Instituts, eine »vollständige Aufführung aller Zutaten und Inhaltsstoffe«.

Doch Verbesserungen sind nicht leicht durchzusetzen:

Die Industrie wehrt sich vehement gegen allzu detaillierte Angaben. »Der technische Fortschritt darf nicht durch überzogene toxikologische Bewertung behindert werden«, giftete beispielsweise der deutsche Lobby-Verband Bund für Lebensmittelrecht und Lebensmittelkunde gegen restriktive Vorschriften, etwa bei Aromen.

Auch der Europäische Lebensmittel- und Getränke-Branchenverband CIAA findet detaillierte Deklaration nicht so gut. »Selbst wenn es möglich wäre, alle potenziellen Allergene zu identifizieren«, so meinte ein Vertreter des Food-Giganten Unilever, »würden die Informationen auf dem Etikett so kompliziert werden, dass es für den Verbraucher erst recht schwierig wäre, das auszumachen, was wirklich wichtig ist.« Außerdem könnten die Etiketten, die sich schließlich an alle Verbraucher richteten, alle jene Unempfindlichen »verwirren«, denen keine Unbill droht. Und man könne ja schließlich nicht die Vorschriften, die für alle gelten, an den Anforderungen einer empfindsamen »Minderheit ausrichten«.

Der Branchenverband sprach sich deshalb dafür aus, über eine Europäische Datenbank den betroffenen Konsumenten Informationen über die Inhaltsstoffe von Industrie-Lebensmitteln zu geben. Das »European Food Intolerance Databanks Project« (Efid) sollte alle Ingredienzen so auflisten, dass sicherer Schutz für Allergiker gewährleistet sei.

Vertreter von Regierungen und Firmenverbänden trafen sich auch einige Male zu Datenbank-Konferenzen, beispielsweise 1995 in Dublin. In der irischen Hauptstadt absolvierten sie ihr Pflichtpensum, doch daneben »genossen« sie auch, so ein interner Rundbrief, ein »geselliges Programm«. Dazu gehörte ein »Konferenz-Dinner« im Grand Hotel zu Malahide sowie, zum Abschluss der anstrengenden Tage, ein »Bankett in Malahide Castle, mit Entertainment durch eine örtliche Irish Folk Band«.

Vielleicht hat dies zwar das Klima gefördert, aber das Problembewusstsein etwas abstumpfen lassen. Vielleicht waren Bankett und Dinner auch ein bisschen zu weit weg vom eigentlichen Gegenstand. Womöglich hätte man die Teilnehmer lieber in einen Supermarkt einquartieren und sie die Dosen aus den Regalen genießen lassen sollen. Wie auch immer: Im August 1996 wurde die Tagungsrunde aufgelöst, ohne dass sie eine europaweite Datenbank installiert hätte. Die Probleme schienen unüberwindlich. Die Frage der Kosten und der Haftung beispielsweise: Wer muss zahlen, wenn die Datenbank etwa einen Schokoriegel als sojafrei ausweist – und aufgrund der plötzlichen Änderung in der Rezeptur dennoch Spuren davon drin sind und ein Allergiker tot umfällt infolge anaphylaktischen Schocks?

Nun wurde es den Fachleuten in den europäischen Ländern überlassen, ob und wie sie die Datenbank einrichten. Wer nun aber hofft, dass wenigstens in einzelnen Staaten ausführliche Angaben zu den Inhalten von Tütensuppen und Fruchtjoghurts veröffentlicht werden, irrt leider. In Österreich beispielsweise gibt es zwar so eine Datenbank, sie enthält allerdings nur lückenhafte Angaben darüber, was in welchen Packungen *nicht* enthalten ist. So kann jemand, der auf bestimmte Farbstoffe allergisch ist, erfragen, ob in seinem Lieblingspulversüppchen solche drin sind.

In Deutschland geriet das Datenbankprojekt unglücklicherweise in die Hände des Industrie-Lobbyverbandes, des Bundes für Lebensmittelrecht und Lebensmittelkunde. Man hat dann nie wieder etwas davon gehört.

Das ist allerdings kein Schaden: Eine Datenbank, die keine Auskunft gibt über das, was im Industrie-Essen drin ist, hat ohnehin keinen rechten Wert.

Dabei käme es heute gerade darauf an: Es wäre eigentlich ein Menschenrecht, das Recht auf »kulinarische Selbstbestimmung«, meint der Frankfurter Rechtslehrer Professor Wolf Paul: Die »Herrschaft über Speise und Trank« aber habe der moderne Mensch in Zeiten industrieller Nahrungsproduktion längst verloren. »Gefährdet sind die Freiheit des Geschmacks und der Lebensmittelwahl nach eigener Lust und eigenem Urteil.«

Der Großangriff auf die kulinarische Selbstbestimmung ist nicht strafbar. Die Nahrungskonzerne haben auch kein Unrechtsbewusstsein; sie geben ja vor, ganz im Interesse der Konsumenten zu handeln und ihnen bisweilen besonders gesunde Leckereien vorzusetzen. Manchmal allerdings verlassen sie auch den Boden der Legalität, da muss dann sogar die amerikanische Bundespolizei FBI tätig werden, und es setzt Strafen, wie sie die Welt noch nicht gesehen hat.

12. Das Geschmacks-Kartell: Der Kampf der Giganten im Food-Business

Lebensmittelgeschäfte mit krimineller Note: Weshalb das amerikanische FBI einen Agenten ins Aroma-Milieu einschleusen musste. Wie sich ein Bauchemie-Konzern ums Ei verdient gemacht hat. Functional Food: Die gesunden Rezepte der Pharma-Köche.

Jahrelang hatte der junge Topmanager bei Besprechungen und Konferenzen ein Requisit dabei, das üblicherweise nicht zur Ausstattung von Businessleuten gehört: ein kleines Tonbandgerät. Das Ding, das er zumeist ganz unauffällig in der Brusttasche trug, genügte professionellen Ansprüchen: Er hatte es vom FBI bekommen. Für Mark Whitacre, so hieß der Manager, war der Undercover-Job ziemlich »nervenzehrend«, wie er hernach einem Reporter des US-Wirtschaftsmagazins *Fortune* erzählte.

Drei Jahre lang trug Whitacre immer wieder mal das Abhör-Utensil. Nach den Zusammenkünften mit hochrangigen Kollegen aus seiner Firma und befreundeten Unternehmen ging der Mittdreißiger nicht gleich nach Hause: Er machte noch einen kleinen Abstecher, mal ins Hotel Holiday Inn, meist aber auf einen Parkplatz vor dem St. Mary's Hospital in Decatur, einer Stadt im US-Staat Illinois. Er übergab die Bänder an seinen FBI-Agenten Brian Shepard und nahm neue Instruktionen entgegen.

Die verdeckten Recherchen waren unerwartet erfolgreich.

1995 schlug das FBI zu, beschlagnahmte bei einer großangelegten Razzia in Whitacres Firma kistenweise belastendes Material. So kam der größte Kartellfall der amerikanischen Kriminalgeschichte ans Licht. 195 Millionen Dollar mussten die beteiligten Firmen Anfang 1997 nach Abschluss des Verfahrens an Strafen wegen illegaler Preisabsprachen bezahlen, dazu nochmals fast 100 Millionen Dollar an Schadensersatz für ihre geprellten Kunden. In der Folge kamen immer weitere illegale Machenschaften ans Licht, in die vermeintlich hochseriöse Unternehmen der Lebensmittelbranche verwickelt waren. Im Gefolge der FBI-Ermittlungen begann auch die Europäische Union mit Untersuchungen – und ließ ebenfalls Kartelle auffliegen. Über ein Dutzend Firmen in Europa und Asien wurden mit Rekordbußen von fast 1 Milliarde Euro belegt; die höchste Strafe, knapp eine halbe Milliarde Euro, musste der Schweizer Pharmakonzern Hoffmann-La Roche bezahlen. Die Firma, in der Branche kurz Roche genannt, gilt als Drahtzieher bei einem Kartell, das weltweit die Preise im boomenden Vitaminbusiness künstlich überhöhte; ein Roche-Manager wanderte gar ins Gefängnis. Das EU-Urteil kam im Jahre 2001.

Die kriminellen Sitten wurden zunächst bei jener Bruderschaft offenbar, die vom amerikanischen FBI durchleuchtet wurde. Dieses Kartell hatte rund um den Globus die Preise für Lysin und Zitronensäure künstlich hochgehalten.

Lysin ist ein Zusatz zum Geflügelfutter, Zitronensäure einer der wichtigsten Geschmacksstoffe der Lebensmittelindustrie. Entgegen volkstümlicher Annahme wird er nicht aus Zitronen gewonnen, sondern fast ausschließlich aus Mikro-Organismen wie etwa dem Schimmelpilz *Aspergillus niger*. Und zwar in gigantischen Mengen: 1,1 Millionen Tonnen werden jährlich verbraucht, weltweit. Die Säure sorgt beispielsweise in Cola und anderen Limonaden für die frische, spritzige Note, ist aber auch in vielerlei Fertiggerichten und, wie das heute so ist, in Waschmitteln und WC-Reinigern enthalten. So war von der »multinationalen Verschwörung« nach den Erkenntnissen des US-Justizministeriums »praktisch jeder Amerikaner« betroffen.

Die kriminelle Vereinigung hatte, wie die US-Ermittler herausfanden, ihr Kartell perfekt organisiert: Die Vorstandsmitglieder, Geschäftsführer und Abteilungsleiter der beteiligten Konzerne wurden als »Meister« bezeichnet. Sie legten die Grundregeln für die Preisabsprachen fest und überließen die Einzelheiten ihren Untergebenen, »Sherpas« genannt. Diese setzten Marktanteile und Umsatzziele fest, tauschten zum Monatsende die Verkaufszahlen aus und bestimmten Ausgleichszahlungen, wenn einer der Kompagnons seine Quote überschritten hatte. Auch beim Vitaminkartell wurden die illegalen Praktiken offenbar von ganz oben gesteuert. Die verluderten Sitten schockierten sogar den italienischen Wettbewerbskommissar Mario Monti; mit Schaudern erinnert er sich an die »schlimmsten Kartelle, gegen die die Kommission je ermittelt hat«. Besonders schwer wiege, so die EU-Kommission, der Umstand, dass die illegalen Praktiken Stoffe betrafen, die wesentliche Bestandteile der Ernährung bildeten und mithin gewissermaßen lebensnotwendig sind. Und: dass »Vertreter der obersten Führungsebene« verstrickt waren, woraus die EU-Kommission schloss, »dass die Absprachen Teil eines an der Konzernspitze gefassten Plans waren, um den weltweiten Vitaminmarkt mit illegalen Mitteln zu beherrschen«.

Im Zentrum der zunächst aufgedeckten Zitronensäure-Verschwörung stand der US-Agrokonzern Archer Daniels Midland, ein Unternehmen, das eigentlich als reputierlich galt. Immerhin erfreute sich sein oberster Chef, Dwayne O. Andreas bester Beziehungen in höchsten Kreisen der nationalen und internationalen Politik. Er galt, wie das Wirtschaftsmagazin *Fortune* berichtete, als Vertrauter der US-Präsidenten Nixon, Bush und Clinton, pflegte aber auch gute Kontakte zu den russischen Führern Michail Gorbatschow und Boris Jelzin. Auch zur CIA hatte der Agro-Industrielle laut *Fortune* freundschaftliche Bande.

Auch die anderen Beteiligten waren bis dato von untadeligem Ruf: Haarmann & Reimer beispielsweise, die damalige Geschmacks-Tochter des Leverkusener Bayer-Konzerns. Haarmann & Reimer stimmte im Januar 1997 einer Strafe in Höhe von 50 Millionen Dollar zu. Zudem erklärte sich die Bayer-Tochter bereit, an die betrogenen Kunden 46 Millionen Dollar Schadensersatz zu zahlen. Auch im europäischen Kartellsumpf waren neben der Schweizer Roche weitere allerfeinste Adressen vertreten: die französische Aventis (die aus den Firmen Hoechst und Rhône-Poulenc hervorgegangen war), die deutsche BASF (die im Jahre 2001 beim Vitaminfall allein zu fast 300 Millionen Euro Buße verdonnert wurde) und mehrere japanische Firmen, darunter die Firma Ajinomoto, Weltmarktführer beim Geschmacksverstärker Glutamat. Ajinomoto bekam einen 50-prozentigen Strafrabatt, weil sich die Japaner offenbar gegenüber den EU-Ermittlern sehr kooperativ gezeigt hätten.

Auch der Bayer-Konzern hatte, sobald die ersten Vorwürfe aufgetaucht waren, interne Untersuchungen angestellt. Die Beteiligung an dieser »illegalen Angelegenheit« war »nicht zu leugnen«, sagt der Leverkusener Bayer-Sprecher Thomas Reinert. Der Vorgang sei der Firma »unangenehm«. Um den »Imageverlust« in Grenzen zu halten, hat sich der Konzern zur Vorwärtsverteidigung entschlossen und die US-Behörden bei den Ermittlungen aktiv unterstützt, was auch das US-Justizministerium anerkennend vermerkt. Insbesondere der mittlerweile (planmäßig, wie die Firma betont) pensionierte frühere Geschäftsführer von Haarmann & Reimer in Holzminden, Hans Hartmann, war den Ermittlern sehr behilflich. Wegen seiner »Rolle in der internationalen Zitronensäure-Verschwörung«, so das US-Justizministerium, wurde Hartmann mit einer Strafe von 150000 Dollar belegt. Der Chef aus Deutschland hatte zugegeben, an den Sitzungen und Besprechungen des Kartells teilgenommen und bei den Preisabsprachen persönlich mitgewirkt zu haben.

Nach den Erfahrungen mit diesem Fall haben die US-Behörden schon angekündigt, künftig ein wachsames Auge auf die Gepflogenheiten in diesem Markt zu werfen. Diese »Strafe ist eine klare Botschaft an alle Unternehmen weltweit«, erklärte die damalige US-Justizministerin Janet Reno. Denn: »Wir werden keine Geheimabsprachen hinnehmen, die zu Betrug an amerikanischen Verbrauchern führen.« Und der EU-Wettbewerbskommissar Monti meinte, das Verhalten der Nähr-Konzerne sei »Ausdruck einer Verachtung der Abnehmer und letzten Endes der Verbraucher«.

Die Behörden scheinen kein großes Vertrauen zu haben in die moralische Qualität des Nährstands. Dabei muss die kriminelle Energie, mit der bisweilen selbst Großkonzerne offenbar zu Werke gehen, nicht unbedingt Ausdruck einer ausgeprägten Neigung zu gesetzesbrecherischen Taten sein. Oft geht es ums blanke Überleben im Kampf der Giganten. Denn der mörderische Konkurrenzdruck hat zur Folge, dass viele Beteiligte zwar Milliardenumsätze bewegen – aber kaum etwas dabei verdienen. Um mithalten zu können, schließen sich immer mehr Konzerne zu immer größeren transnationalen Riesengebilden zusammen. Und wenn weltweit nur noch vier oder fünf Superkonzerne in einem globalen Monopoly agieren, scheint die Versuchung groß, sich den Kuchen in eitler Eintracht zu teilen, anstatt sich beim Kampf um die Brocken bis aufs Blut zu bekämpfen.

Denn nur noch wenige Giganten verdienen im Lebensmittelgeschäft wirklich gut. Coca-Cola beispielsweise gilt in der Branche als bewundernswerte »Geldmaschine«. 2003 etwa berichtete die Nachrichtenagentur AFP über »sprudelnde Gewinne« beim Brausehersteller – was allerdings durch Berichte ein bisschen relativiert wurde, denen zufolge nach Angaben des früheren Finanzchefs der Konzern jahrelang seine Bilanzen geschönt und überhöhte Gewinne ausgewiesen hätte.

Konzerne wie Nestlé verbuchen zwar regelmäßig satte Gewinne – doch so recht profitabel seien die Food-Konzerne nicht, urteilte im Jahre 2003 ein Analyst der Investmentbank Goldman Sachs in London. Er sah »mehr Risiken als Chancen« bei den Nahrungsproduzenten und riet jenen, die überschüssiges Geld anlegen wollten, bei vielen Firmen zur Vorsicht.

Seit Jahren ist der Profit in der Branche eher mager. Nach einer 1996 veröffentlichten Studie des Ifo-Instituts für Wirtschaftsforschung in München hat sich die Ertragslage der Firmen in der Lebensmittelbranche in Deutschland seit 1991 »merklich verschlechtert«. In der Schweiz hat die *Neue Zürcher Zeitung* den »Eindruck von Stagnation«. Dem holländisch-britischen Nahrungsmittel-Multi Unilever gab das Blatt, nach Durchsicht der letzten Bilanzen, im Februar 1997 den schmerzlichen Rat: »Wenn die Rendite als strenge Messlatte angewendet würde, müsste sich Unilever von seinem ureigenen Stammgeschäft, den Lebensmitteln, trennen.« Denn mit dieser Abteilung hat die Firma nur unterdurchschnittlichen Gewinn erwirtschaftet. Den Rat hat die Firma nicht beherzigt, eher im Gegenteil noch mehr Food-Firmen aufgekauft. Die Gewinnerwartungen aber, so urteilte der Londoner Goldman-Sachs-Analyst, habe die Company »verfehlt«.

Glücklicherweise haben die Erzeuger von Lebensmitteln auch einen Schuldigen für die Malaise identifiziert: Als Bösewicht gilt der Handel, jene Krämerseelen, die sich mittlerweile zu riesigen Multis gemausert haben, von denen die zehn größten schon 80 Prozent des gesamten Umsatzes kontrollieren. Die greifen offenbar zu rüden Methoden, Drohungen, Erpressungen gar, um ihre Lieferanten gefügig zu machen und immer noch niedrigere Einkaufspreise durchzudrücken. Nach einer Untersuchung des Saarbrücker Hochschulprofessors Joachim Zentes im Auftrag des Markenverbandes gab die Hälfte von 173 befragten Unternehmen an, vom Handel schon einmal konkret bedroht worden zu sein. Das angedrohte Übel ist stets das gleiche: Rausschmiss aus den Regalen. Die Phantasie beim Einfordern von Extra-Rabatten ist aber offenbar grenzenlos. Mancher will, so ergab die Studie des Professors, schon mal einen kleinen Kostenbeitrag zum Firmenjubiläum, ein anderer begehrt einen kleinen Zuschuss für das schöne neue Hochregallager. Auch »Ladenöffnungszeitenverlängerungsrabatte« werden verlangt, weil die Waren nun ja länger ausgestellt würden. Oder ein »Euro-Bonus«, weil sich die Ladenkette ins Ausland ausdehnen möchte. Legendär ist der »Junior-Rabatt«, den Tengelmann anlässlich des Wechsels an der Firmenspitze von Vater Erivan zu Sohn Karl Erivan verlangte.

Rauhe Sitten. Allerdings: Auch die Handelsriesen sind nicht von Natur aus so gewalttätig. Sie schlagen nur in Notwehr um sich. Denn sie verdienen geradezu mitleiderregend wenig. Selbst der unumstrittene Branchenkönig Metro, Europas größter Einzelhändler, trägt Trauer, wenn die Bilanzen fertig sind: »Schlechter könnten diese gar nicht mehr sein«, sagte einmal Metro-Chef Erwin Conradi.

Eigentlich könnten die geplagten Händler ihre Läden zumachen. Sie tun indessen das Gegenteil, eröffnen ständig neue. Tengelmann beispielsweise, in den USA schon lange mit der Kette A & P vertreten, baut sein Netz in Tschechien, Polen,

Ungarn, Italien und Spanien aus. Damit verdient sich die Firma zwar keine goldene Nase: Die Rendite pendelt so zwischen einem halben und einem ganzen Prozent des Umsatzes. Aber ohne die stetige Expansion würde er gar nichts mehr verdienen, gestand der Tengelmann-Seniorchef Erivan Haub dem *Handelsblatt*: »Solange wir wachsen, steigt das Ergebnis. Wenn wir nicht mehr wachsen«, bedeute dies, »dass wir gegen null marschieren.«

Und so streben sie alle in die weite Welt hinaus, auf der Suche nach den Extra-Groschen: Rewe, Deutschlands größter Lebensmittelhändler, hat sich die österreichische Supermarkt-Kette Billa einverleibt und will auch in Ungarn, Tschechien und der Slowakei expandieren. Die französische Carrefour-Kette, Europas größter Lebensmittelhändler, hat sich nach einer Eroberungstour durch Deutschland, Spanien, Griechenland neue Claims gesucht, dehnte sich schon nach Lateinamerika aus und nimmt Asien ins Visier, will nach Taiwan und Korea gar China erobern. Die notleidenden Erzeuger, die bislang noch näher an der heimischen Scholle blieben, tun es ihnen nach. Die Milcherzeuger schicken Schnittkäse nach Moskau, die Brauereien stillen schon den Durst der Mongolen: »O'zapft is in Ulan-Bator«, meldete die *Süddeutsche Zeitung* schon im Oktober 1996 nach vollbrachtem Joint Venture. Das erste Fass »Khan-Bräu« stach der deutsche Außenminister Klaus Kinkel an. 1500 Hektoliter pro Jahr stößt die Brauerei aus. Erfolge fern der Heimat – währenddessen zu Haus die Bierbranche darbt.

Dem Verbraucher kommen die Verzweiflungstaten des notleidenden Nährstands nicht zwingend zugute. Die Brötchen beispielsweise, die der Konzentrationsprozess und die technischen Innovationen in der Bäckereibranche hervorbringen, schmecken häufig nur noch wie aufgeblasenes Papier. Den Prozess der Industrialisierung des Backwesens geißelte beim

Neujahrsempfang Anfang 1997 der französische Präsident Jacques Chirac: »Es ist unvorstellbar, das Brot aus einer richtigen Bäckerei mit diesem Ding zu vergleichen, das aus der Backstation kommt und allem Möglichen gleicht – nur nicht einem Brot.« Dabei ist in Frankreich die Industriebäckerei noch relativ zurückgeblieben: Dort hat sie grade mal ein Drittel Marktanteil, in Deutschland schon knapp zwei Drittel. Doch das Machtwort des Präsidenten half nichts: Die Verordnung, wonach eine Backstube nur noch dann Boulangerie heißen durfte, wenn dort das Baguette auch eingerührt, geknetet, geformt und gebacken wird, wurde auf Betreiben der Backindustrie Anfang 1998 vor Gericht gekippt. Das zeigt, dass nicht einmal die Erhebung der Brotfrage in den Rang einer Staatsangelegenheit die Qualität dauerhaft zu schützen vermag. Denn in den modernen Zeiten gilt das Urteil des Gaumens nicht unbedingt als wichtigstes Qualitätsmerkmal. Das Fachblatt *Werben und Verkaufen* setzt ganz andere Kriterien, beispielsweise für das Brot der Zukunft. Dann nämlich gilt, so die Prognose der Marketing-Experten: »Die Chemie hält die Trümpfe.« Denn: »Die Chemiekonzerne garantieren die Reinheit und Natürlichkeit der Zutaten, machen dies zu einem gezielten Marketing- und Kommunikationsprogramm und stellen sämtliche Herstellungsprozesse im Internet zur Schau.« Die Bäckerei hat dann, nach Meinung der Verkaufs-Visionäre, ausgedient.

Die Zukunft hat schon begonnen. Der Bäcker nämlich kauft seine Rohstoffe nicht nur beim Müller, sondern auch in der Chemiefabrik. Und in den riesigen Lagerhallen der Bäckerei-Einkaufsgenossenschaften stapeln sich die Säcke mit Fertigmischungen, »Dinkelvollkornmix« oder die Backmischung für urig-bäuerliche Brötchen von der Chemie-Firma Boehringer, Marke »Boehringer rustikal«.

Der Umbau unserer Lebensmittel ist im Gange. Und damit

winken endlich auch wieder Gewinne. Profitieren soll sogar auch der Verbraucher. Denn die neuen Nahrungsmittel sollen viel gesünder sein als das, was wir bisher verzehrten. Die neuen Lieferanten verfügen nämlich über ganz spezielle Rezepte und völlig neue Kompetenzen. Die Firma SKW Trostberg (Slogan: »Nutzen stiften mit Chemie«) beispielsweise ist nach eigenen Angaben »Weltmarktführer in der Bauchemie«. Kenner rühmen ihren Fliesenkleber. Doch die mittlerweile mit dem Chemiekonzern Degussa verschmolzene Firma produziert auch Nahrungsmittelzusatzstoffe und Naturstoffextrakte, jetzt unter dem Firmennamen Degussa Gesundheit & Ernährung.

Überraschenderweise besitzt die Firma mehrere Patente für die Optimierung von Eiern, und zwar hinsichtlich der gesundheitlichen Qualität: Das Ei kann, mit den modernen Methoden der Chemotechniker, vom schädlichen Cholesterin befreit werden. Das geht ganz einfach. Man kann das Eigelb beispielsweise laut Patentschrift mit einer »wässrigen Ammoniumcarbonat-Lösung« verdünnen und das Cholesterin an einen »Feststoff« anbinden, Aktivkohle etwa oder Reserve-Phase-Kieselgel. Man filtere dieses nur noch heraus, und das cholesterinarme Eigelb kann »direkt zu Eigelbprodukten weiterverarbeitet werden«. Für feinschmeckerische Bedürfnisse empfiehlt der Erfinder zusätzlich, »das Ammoniumcarbonat zu entfernen«, einfach »aus Gründen der geschmacklichen Qualität« (Patent Nummer DE 40 13367 A1). Beinahe noch einfacher ist es, wenn das Eigelb schon trocken als Pulver vorliegt, dann blase man bloß Propangas hindurch. Der gesundheitsbewusste Heimwerker müsste sich allerdings einen gewissen Vorrat an Propangasflaschen zulegen. Denn 1000 Gramm Eigelbpulver sollten »innerhalb von zwei Stunden mit 30 Kilogramm verdichtetem Propan durchströmt« werden (Patent Nummer DE 44 07939 A 1). »Überraschenderweise«, so die Erfinder, entstehe ein Produkt mit »guten sensorischen Eigenschaften«. Das heißt: Es ist nicht nur furchtbar gesund, sondern es schmeckt auch noch prima.

Leider nur wollte das Erzeugnis niemand haben, das Patent kam deshalb nach Firmenangaben nie zum Einsatz. Das innovative Unternehmen widmet sich jetzt verstärkt modernen Zusatzstoffen für Fleischprodukte, Eiskrems und Fruchtdesserts.

Der Umbau der Natur ist so profitabel, dass sich eine Firma wie Monsanto ganz darauf konzentrieren will. Der US-Konzern ist Pionier auf diesen Feldern. Er hat beispielsweise dank gentechnisch manipuliertem BST-Hormon die Milchleistung von Kühen drastisch erhöht und so, nebenbei, auch die Stallmöblierung verändert. Denn die Turbokühe müssen dann regelmäßig abgekühlt werden, weil sie unter erhöhtem Milchausstoß sonst heißlaufen. US-Veterinäre empfahlen 1994 im Fachblatt *Journal of The American Veterinary Medical Association* Ventilatoren oder regelmäßiges Duschen. Einem breiteren Publikum ist der Konzern durch die genmanipulierte Sojabohne mit eingebauter Widerstandskraft gegen das hauseigene Unkrautvernichtungsmittel »Roundup« bekannt geworden. Und auch bei der neuen Gesundheitskost ist die Firma ganz vorn dabei: Sie hat das PUFA-Ei entwickelt. Die Hühner müssen, um solches zu legen, ein neues Monsanto-Futter fressen, mit Algenbestandteilen von der Küste Südkaliforniens. Dann legen sie Eier mit den gesunden, mehrfach ungesättigten Fettsäuren, den bekannten PUFAs (»Polyunsaturated Fatty Acids«, siehe Kapitel 7). Die Eier werden europaweit unter dem Namen »Omega DHA Ei« erfolgreich vertrieben.

Dank der Entdeckung der PUFAs als neue Gesundheits-Zutat kommen auch Fische wieder zu Ehren, die bislang eher verschmäht wurden. Der Hering beispielsweise.

Er hat ja in jüngerer Zeit einen schlechten Leumund, er gilt als Armeleutefisch und – bäh – fettig. Der Makrele geht es nicht viel besser. Doch gerade »diese Fettfische, von denen es heißt, sie seien nicht so gesund«, die enthalten, wie ein Diplomingenieur von Hoffmann-La Roche mit hintergründigem Lächeln sagt, just im Fett jede Menge Stoffe, die wahre Wunder wirken sollen im menschlichen Körper: die PUFAs, Fettsäuren.

Die findigen Technologen haben deshalb einen Weg gefunden, um die verschmähten Flossenviecher wieder in die Nahrungskette einzubauen, ohne dass man sie essen muss. Dazu ist ein kleiner Umweg nötig, der über das englische Städtchen Heanor führt. Das liegt zwar meilenweit weg vom Meer, nie landet dort ein Fischer frühmorgens seinen Fang an. Doch ein Weltkonzern wie Hoffmann-La Roche lässt sich durch derlei natürliche Gegebenheiten nicht irritieren. Der denkt global, kauft auf der ganzen Welt Fischabfälle auf, lässt sie auspressen und karrt dann das Öl in Fässern zu der eigens erbauten Fabrik im Industriegebiet des meerfernen Örtchens.

Dort wird das Fischöl so umgemodelt, dass es in allerlei Lebensmittel eingebaut werden kann. Bei Babynahrung von Nestlé und Milupa, sagt er stolz, sei ihm das schon gelungen. An Fisch erinnert dabei nicht mehr viel bei diesen fettverbesserten Erzeugnissen: Die haben »praktisch keinen Fischgeruch mehr«, sagt der nette Herr, der bei der Pharmafirma Hoffmann-La Roche das Verfahren entwickelt hat, um aus Fischabfällen diese PUFAs zu gewinnen, die auch in Brot und Kekse, Joghurt und Orangensaft eingebaut werden können. Die Babys sollen damit ganz prächtig wachsen und gedeihen, denn PUFAs, die mehrfach ungesättigten Fettsäuren (»Polyunsaturated Fatty Acids«), sollen bei Kindern die Sehkraft stärken, bei Erwachsenen Herzleiden verhindern und Rheuma lindern, die Schuppenflechte, Verkalkung, ja Krebs bremsen.

Schuld an diesen irrwitzigen Kapriolen der Konzerntechnologen sind, man kann ihnen den Vorwurf nicht ersparen, jene Eskimos, die stets einseitig und fettig speisen und dennoch, wie durchreisende Wissenschaftler eines Tages feststellten, weitaus seltener an Herz-Kreislauf-Leiden sterben als etwa die diätbewussten Dänen. Ein medizinisches Mirakel. Als Ursache wurden ebendiese mehrfach ungesättigten Fettsäuren identifiziert, die sich unter anderem in Hering und Makrele finden und als wahres Wundermittel gegen allerlei Gebrechen gelten (siehe Kapitel 7). Fragt sich nur, ob die künstlichen PUFA-Gaben wirklich helfen. Immerhin essen die Eskimos ja echte Fische und nicht den geruchsfreien Hoffmann-La-Roche-Fischöl-Erdbeerjoghurt. Aber es ist tröstlich zu sehen, dass die Ernährungs- und Pharma-Konzerne sich bemühen, die Mängel auszugleichen, die durch die moderne Zivilisationskost entstehen.

Besonders heilsam sind die PUFAs für Konzernbilanzen. BASF beispielsweise bietet sie als »freifließendes Trockenpulver mit sphärischen Kristallen« an, je nach Bedarf in mehreren Varianten: als »mikroverkapseltes Fischöl in einer Gummiarabicum/Kohlenhydrat-Matrix« speziell für Diätprodukte; mit Gelatine anstatt Gummi eignet es sich mehr für Teigwaren und Fertiggerichte. Und etwas aufgepeppt mit ein paar leckeren Antioxidantien und einem Schuss Tricalciumphosphat als schmackhaftem »Fließhilfsmittel« empfiehlt es sich vor allem für Kindernahrung. Zur Vermarktung dieser gesunden Sachen hat der zuständige Unternehmensbereich BASF Feinchemie eine neue Tochtergesellschaft gegründet: »BASF Health and Nutrition«. Die Abteilung entwickelt sich nach Firmenangaben erfreulich: »Geschäft mit Gesundheit geht BASF runter wie Öl«, titelte deshalb die *Frankfurter Rundschau*.

Denn der Markt wächst, das industriell erzeugte Gesundheitsfutter wird in den nächsten Jahren in riesigen Mengen auf den Markt kommen. In Europa, so schätzen die Marktforscher von der britischen Leatherhead Food Research Association, sind locker 30 Milliarden Dollar drin, 100 Milliarden weltweit. »Functional Food«, so heißen die gesunden Sachen im Ingenieurs-Jargon, gehört zu den zukunftsträchtigsten Sektoren im Lebensmittelmarkt.

Das Food-Business geht bisweilen befremdliche Wege. Weil die Verbraucher zunehmend skeptisch werden gegenüber Farbstoffen, Konservierungschemikalien und synthetischen Aromen in Tüten und Dosen, mixen die Hexenköche aus den Fabriklabors kurzerhand noch ein paar Gesundheits-Ingredienzen dazu: Vitamine und Fettsäuren, Calcium und Eisen, Beta-Karotine und Ballaststoffe. Und vielleicht noch eine kleine Kolonie mit Bakterien.

Die ersten Pionierprodukte mit den Mikrolebewesen zählten zunächst zu den erfolgreichsten Innovationen. »Vifit« etwa, ein joghurtähnliches Produkt, das dank »lebender LGG-Kulturen« die Verdauung anregen sollte. Für Kunden, die anfangs vielleicht etwas irrational auf Lebewesen im Plastikbecher reagieren, hatte die Firma fürsorglich eine eigene Joghurt-Hotline eingerichtet. Eine freundliche Dame erklärte auf diesbezügliche Befürchtungen hin (»Um Gottes willen! Das fragen viele«), dass da keineswegs »so kleine Viecher durch die Gegend schwimmen«. Die Tierlein täten ihr Werk wie ihre Brüder im menschlichen Darm und beförderten so die Verdauung. Nur von Überdosierung sei abzuraten: »Wenn Sie zu viel davon essen, können Sie Durchfall kriegen. Das ist aber bei jedem Joghurt so.« So recht erfolgreich war das Erzeugnis dann doch nicht, es verschwand dann irgendwann aus den Regalen.

Erfolgreicher war, vielleicht dank besserer Reklame, das Milcherzeugnis »LC 1« von Nestlé. Es dient dank Bakterienbeigabe ebenfalls der Darmtätigkeit. Aber nicht nur: Trendforscher haben in dem Joghurt eine menschheitsgeschichtliche Dimension entdeckt: »Im LC 1 von Nestlé ist die vielleicht modernste Verbrauchergruppe angesprochen«, schreiben die Auguren vom Hamburger »Trendbüro«: »Trendbüro hat sie Pionier-Konsumenten genannt, weil sie alles Neue, Technologisch-Innovative ausprobieren. Hinter der Kaufentscheidung steckt nicht zuletzt der Wunsch, mittels optimierter wissenschaftlicher Verfahren einen neuen, vollkommenen Menschen zu schaffen.« Und: »Das Künstliche ist für den Pionier-Konsumenten dem Natürlichen überlegen.«

Der neue Mensch sieht offenbar ganz anders aus. Ihn kennzeichnet ein eigentümliches Strahlen. Ausgelöst wird es auch durch den Joghurtdrink »Actimel« von Danone mit der Wunderbazille »Lactobazillus casei«: Es sorgt nämlich (»Man sieht es Ihnen an«) nach Verzehr für gesteigertes Charisma, so verspricht wenigstens vollmundig die Reklame: »Mehr Joghurt, mehr Ausstrahlung.« Und der »Fit for Fun«-Drink, vermarktet von dem gleichnamigen Körperkulturjournal zusammen mit Apollinaris, steigert angeblich die Abwehrkräfte sowie die »Lern- und Gedächtnisleistung«.

In Frankreich, dem Mutterland der Küchenkultur, in dem die Plastikkost aus dem Supermarkt der handgefertigten Quiche oder dem Carré d'agneau den Rang streitig macht, können Mütter ihren Kindern »Barres Mémoire« ins Maul stopfen: Der Multi-Vitamin-Riegel aus dem Hause Gerblé soll Schüler klüger machen.

Natürlich sind das noch zaghafte Anfänge. Längst sind nicht alle lebensmitteltechnischen Möglichkeiten ausgeschöpft, um das menschliche Wohlergehen mittels industrieller Nähr-Lösungen zu befördern. Fieberhaft suchen deshalb Forscher nach neuen Technologien für Tütensuppen, knobeln an innovativen Chemikalien-Kompositionen für Knabber-Riegel. Alles für die Volksgesundheit und deshalb zumeist mit öffentlichen Geldern von Einzelstaaten oder der Europäischen Union. Über ein Dutzend Forschungsprojekte erhielten in Europa Subventionen für die Suche nach neuen Functional-Food-Rezepturen, alle namhaften Konzerne kassierten mit: Nestlé, La Roche, der britische Schoko-Multi Cadbury und andere mehr.

Krampfhaft suchen sie nach Beweisen, dass industrielle Kunstnahrung dem Körper irgendwie nützen könnte. Zur Krebsvorbeugung, bei der Appetitkontrolle, zur Förderung der Darmfunktion. »Das Design gesünderen Essens«, so eines der Studienthemen, gerät zum Lieblingsfeld der Food-Designer. Und selbst das Seelenleben der Verzehrbevölkerung spähten die Konzerne mit vereinten Kräften aus: Ein gemeinsames Projekt von Coca-Cola, Guinness, Unilever und anderen widmete sich der Frage, wie sich die Inhaltsstoffe von Lebensmitteln auf seelische Störungen und geistige Fähigkeiten auswirken – und wie die Wahl bestimmter Produkte beeinflusst werden kann. So könnte, endlich, auch die Absatzkrise der Branche behoben werden.

Noch hinkt Alteuropa hier heillos hinterher. In Japan erzielten die Futterfabriken mit vorgeblich heilsamen Snacks und Drinks schon im Jahr 2003 4 Milliarden US-Dollar Umsatz. 324 amtlich anerkannte FOSHU-Produkte (Foods for Specified Health Use) zählten Marktbeobachter, Erzeugnisse mit besonderem Gesundheitsnutzen. Coca-Cola, Nestlé und einheimische Konzerne wie Mitsubishi mischen pro Jahr mehr als 50 Tonnen Eisen, 250 Tonnen PUFAs und 5000 Tonnen Calcium in Speisen und Getränke. Coca-Cola verkauft einen Schlankheits-Drink namens »Boco« und ein spezielles Vitaminwasser. Weltweit schlucken die Leute schon über 12 Milliarden Liter solcher Gesundheitsverstärker-Drinks, die Japaner allen voran.

Nippons Technologen haben für jede Zielgruppe was Gesundes gebraut. Für »geschäftige und frischverheiratete Damen« etwa empfiehlt der Hersteller S.B. Syokuhin seinen Drink »Ascetic« mit Gelée royale, dem Kraft-Gel der Bienenkönigin. Auch Manager können einen Schluck nehmen: Bei ihnen vertreibt der Trank den Stress und lässt die Müdigkeit verfliegen.

Doch der weltweite Boom bei den gesunden Leckereien hat auch seine Schattenseiten. Leider. Denn die natürlichen Ressourcen reichen hinten und vorne nicht. Sie sind überdies für die industrielle Verwertung viel zu teuer. Dem Ingenieur ist das aber eher ein Ansporn. Bei der Suche nach neuen Rohstoffquellen hat unter anderem der durchs Ersatz-Fett Olestra berühmte US-Konzern Procter & Gamble (»Meister Proper«) seine kreativen Potenziale ausgespielt und ein Patent angemeldet, um die bisher auf Unterhosen und T-Shirts beschränkte Baumwolle menschlichem Verzehr zugänglich zu machen. Die Faser des Gewächses soll als Ballaststoff fürs Brot dienen. Das gilt dann als kalorienarm und deshalb besonders gesund.

Dank pfiffiger Techniker sind auch Karotten als Lieferant für Beta-Karotine längst entbehrlich: Das wird heute fast ausschließlich synthetisch gewonnen. Doch der Trend geht hier wieder zurück zur Natur, natürlich auf gewissen Umwegen. Denn moderne biotechnische Methoden ermöglichen es, das Karotin aus den Ausscheidungen der Alge *Dunaniella* zu gewinnen. Und das holländische Gentechnik-Unternehmen Gist-brocades, aufgegangen im DSM-Konzern, hat den Pilz *Blakeslea trispora* als Quelle fürs Beta-Karotin dressiert; es wird, laut Prospekt, aus seiner »Biomasse« gewonnen.

Bedauerlicherweise sind den Food-Fabriken bei der Vermarktung solch segensreicher Erfindungen die Hände gebunden. So ist zwar Nestlé, wie ein Manager aus der Züricher Zentrale sagt, »an führender Front« bei der Entwicklung dabei. Doch die Heldentaten bei der Entwicklung verdauungsfördernder, krebsverhindernder, herzschonender und intelligenzschärfender Fertigmahlzeiten dürfen sie nicht allzu laut verkünden. Das könnte dazu führen, klagt jener Nestlé-Mann, »dass wir sie nur noch in der Apotheke loswerden«. Denn nach deutschem Recht sind »Stoffe oder Zubereitungen von Stoffen«, die geeignet sind, körperliche sowie seelische »Zustände zu beeinflussen« oder »Beschwerden zu lindern«, als Arzneimittel zu betrachten. Und die dürfen, leider leider, im Supermarkt nicht verkauft werden.

So halten sich Nestlémaggiknorr auch ein bisschen mit der Veröffentlichung von Studien zurück, die die heilsamen Wirkungen von Anti-Herzkasper-Suppen oder Intelligenz-Babybrei beweisen könnten.

Womöglich fiele ihnen der Beweis auch schwer. Denn es ist durchaus zweifelhaft, ob überhöhte Gaben von gesunden Stoffen, die in natürlicher Nahrung in winzigen Spuren vorkommen, auch wirklich helfen. Zumindest bei jenen 30000 finnischen Rauchern, die zur Krebsvorbeugung sechs Jahre lang Vitaminpillen schluckten, nützte es nicht viel: 20 Prozent von ihnen waren früher tot als die pillenlosen Paffer. Auch jener in Wissenschaftskreisen legendäre Engländer, der zur Vermeidung eingebildeten Kupfermangels täglich 30 bis 60 Milligramm Kupfersalz zu sich nahm, kam zu Ruhm nicht durch gestählte Gesundheit: Er starb binnen drei Jahren an Kupfervergiftung.

So sind denn manche Experten nicht sehr begeistert von den neuen Ingredienzen. Der Nutzen sei »wissenschaftlich nicht unstrittig«, sagt etwa Professor Burckhard Viell, Fachmann bei der obersten deutschen Verbraucherschutzbehörde. »Viele Werbeaussagen«, so Veill, kämen gar »einer Irreführung des Verbrauchers nahe.«

Denn die Einnahme von Fitness-Ingredienzen kann sogar

zu gegenteiligen Effekten führen: Die Überdosierung mit Vitaminen und Mineralstoffen beispielsweise. Mathilde Kersting vom Forschungsinstitut für Kinderernährung in Dortmund etwa meint, wenn manche Zugaben in einer Menge verabreicht werden, die bis zu 600 Prozent über der empfohlenen Dosis liegen, sei der Körper damit überversorgt. Die überhöhte Aufnahme prominenter Zusätze wie Calcium oder Eisen ginge aber »oft zu Lasten anderer wichtiger Nährstoffe, die vom Körper dann nicht mehr so gut aufgenommen werden können« – Mangelernährung durch gesundes Essen (siehe dazu: Hans-Ulrich Grimm / Jörg Zittlan: Vitaminschock. Die Wahrheit über Vitamine).

Selbst die ultragesunden PUFAs sind, neuen Erkenntnissen zufolge, im Übermaß genossen, eher schädlich: Es drohen Gallensteine, Immunschwäche, Krebs gar. Das Deutsche Institut für Ernährungsforschung in Potsdam rät daher neuerdings, MUFAs nicht zu vergessen, die einfach ungesättigten Fettsäuren. Die äßen, was uns Konsumenten von der PUFA-Propaganda bislang verschwiegen wurde, auch die herzstarken Eskimos gern. Hierzulande kommen die MUFAs vor allem in Hühnerfett, Rindertalg und Schweineschmalz vor, just jenen Sachen, von denen die Ernährungsberater mit ihrer fortgeschrittenen manifesten Fett-Phobie immer strengstens warnen.

Angesichts des undurchsichtigen Dschungels neuer Nahrungsmittel und widersprüchlicher Informationen bezüglich ihres Nutzens neigen neuerdings viele Menschen dazu, den Hering einfach als Hering zu essen, das Huhn als Huhn – und das auch noch möglichst aus natürlicher, artgerechter Haltung. Die Bio-Bewegung boomt – und die Nahrungsmittelindustrie versucht, noch schnell mit aufs Trittbrett zu kommen.

13. Lieber Lecker: Die Zukunft des Geschmacks

Wie ein ehrlicher Konzernlenker geballten Hausfrauenzorn auf sich lenkte. Weshalb die Tütensuppe eigentlich purer Luxus ist. Über die Werbung. Und endlich: Die Wiederkehr des Wohlgeschmacks.

Das Publikum war wütend: »Selten habe ich so ein arrogantes, menschenverachtendes Statement gelesen«, schrieb ein Herr aus Hamburg. »Bei so viel Verachtung von Kundenwünschen muss man sich fragen, ob es nicht auch ohne die Produkte aus dem Hause Nestlé geht«, ereiferte sich eine Dame aus Ahrensburg. Einige Mütter hatten gar ihre Boykottdrohung ganz persönlich adressiert, sie wollten Maggi, Alete & Co. meiden, »solange der Mensch da sitzt«, berichtete die zuständige Leserbriefredakteurin des Magazins *stern*.

»Der Mensch da«, das war Helmut Maucher, damals Chef des Hauses Nestlé, dem weltgrößten Nahrungsmittelkonzern. Der hatte der Illustrierten ein Interview gegeben – und geballten Zorn auf sich gezogen. Nun, da sich einmal nicht ein Etikettendichter oder ein Reklameregisseur mit aufwendig zurechtgereimten Worten ans Käufervolk wandte, sondern der Firmenlenker selber im Klartext, da klangen die Botschaften plötzlich viel unmissverständlicher.

Gentechnologie? »Gentechnologie ist wichtig, dazu stehen wir. Nestlé wird weltweit nicht darauf verzichten – auch in Deutschland nicht. Darauf können Sie sich verlassen«, sprach der Boss in dankenswerter Deutlichkeit. Selbst genmanipulierte Babynahrung der Haus-Marke Alete werde wohl kommen: »Das schließe ich langfristig nicht aus.« Die Vorteile lägen klar auf der Hand, meinte Maucher: Die Produkte würden »haltbarer«, und speziell bei Soja könne »durch Klonierung der trockene Geschmack im Mund beseitigt werden«.

Für derlei unbestreitbare Vorzüge ist eigentlich jede Forschungs-Milliarde gut angelegt, sollte man meinen. Indessen: Das Publikum ließ sich nicht überzeugen. Schlimmer noch: Auch Mauchers Menschenbild, seine Haltung in sozialen Fragen, nahm viele Leser nicht für Nestlé ein. Denn der Boss äußerte sich ein bisschen »provozierend«, wie er selbst sagte. »In unserer Gesellschaft«, verkündete er kühl, gebe es »einen gewissen Prozentsatz an Wohlstandsmüll«, also »Leute, die entweder keinen Antrieb haben zu arbeiten, halb krank oder müde sind, die das System einfach ausnützen«.

»So reden Konzernlenker, denen nichts mehr einfällt«, kritisiert ein *stern*-Leser aus Kerpen das »völlig abgehobene Weltbild des Nestlé-Chefs« aus der schönen Schweiz: »So reden Unternehmer, die ihre Gewinne dort versteuern, wo es am billigsten ist, und dort leben, wo es am schönsten ist.«

Vielleicht hat sich Maucher, der bis Juni 1997 der Chef beim Schweizer Food-Multi war und den Konzern maßgeblich geprägt hat, wirklich ein bisschen von seiner Kundschaft entfernt. Darin aber war der alte Mann von Nestlé ganz sicher typisch für seine Branche. Womöglich leben die Konzernlenker in einer gewissen Distanz zum zahlenden Publikum, hoch droben in den Top-Etagen, weit über dem Boden der Wirklichkeit. Auch in den weichen Polstern der wohltemperierten VIP-Lounges auf internationalen Flughäfen sind die Wirtschaftskapitäne ja meist unter sich, treffen dort allenfalls auf einen durchreisenden Politiker und ganz selten nur auf Kundschaft.

Hier könnte eine der Ursachen für die Krise des industriellen Nährstands liegen. Offenbar hat sich die Branche langsam, aber unaufhaltsam von der Zielgruppe entfernt. Auch die Herren und Damen in den weißen Kitteln, die in wohlabgeschotteten Labors an neuen, tollen Technologien forschen, haben vermutlich den Kontakt zur Realität verloren. Sie finden es schon ganz normal, wenn dressierte Bakterien Süßstoff spucken oder Schimmelpilze die Säure für die Fanta ausscheiden, und wundern sich sehr, dass Laien das unappetitlich finden. Nicht ungesund, einfach nur unästhetisch. Eklig.

Nun ist es natürlich auch ein einträgliches Geschäft für viele der Beteiligten aus der Chemiebranche, der Lebensmittelindustrie, auch aus Wissenschaft und Forschung, den Supermarktketten, ja auch für die Medien, die Zeitungen, Zeitschriften, Sender, die von der Werbung leben. Allein die Fernsehsender in Deutschland bekamen im Jahr 2002 von den Nahrungskonzernen mehr als 2 Milliarden Euro, für jene überall präsenten Spots, in denen das idyllische, saubere Bild von der schönen neuen Welt des Essens vermittelt wird, das sich in den Köpfen der Menschen festsetzt. Eigentlich hat niemand ein richtiges Interesse daran, dass sich etwas ändert oder dass die Verbraucher erfahren, was da wirklich auf den Teller kommt. Für die meisten aus den beteiligten Branchen ist es ganz gut, wenn sie in ihrer eigenen Welt leben, der Welt der High-Tech-Lebensmittelproduktion, und die Esser in der anderen, und weiter dem Traum vom guten, gesunden, natürlichen Essen aus dem Supermarkt nachhängen.

Immerhin: Die Herren aus der Industrie haben Verständnis, wenn Laien unvernünftige Ängste hegen. Sogar der gescholtene Herr Maucher hat Verständnis, sagte er zu zwei Herren des Wochenblattes *Die Zeit*, die ihn darauf angesprochen hatten, dass »die Menschen verängstigt reagieren«, weil »die industriellen Herstellungsverfahren doch für viele nicht mehr zu durchschauen« seien.

»Sie haben recht«, räumte der damalige Nestlé-Chef ein.

»Die Dinge sind anonymer geworden. Atomenergie kann ich nicht mehr erklären, ebenso wenig die moderne Landwirtschaft. Alles ist komplizierter geworden, und das jagt den Menschen Ängste ein.«

Er nennt die Atomenergie in einem Atemzug mit der modernen Landwirtschaft? Was hat denn das miteinander zu tun, fragt sich der Mensch, der reklamegläubig der Meinung nachhängt, für die Erzeugung der Lebensmittel sei ein Landwirt zuständig, auf einem Bauernhof, und das sei etwas anderes, zumindest etwas Einfacheres als ein Atomkraftwerk. Vielleicht haben die Food-Technologen versäumt, rechtzeitig realistische Spots zu versenden, mit schönen Giftsprühnebeln, bei Gegenlicht im Weinberg, oder den gehbehinderten Schweinen, die für billige Kotelettmassen und schwere Schinkenberge sorgen. Sie hätten die Werbefilme der Hersteller von Kükenquälanlagen, die diese ihren Kunden aus der »Geflügelproduktion« (Fachjargon) vorführen und in denen irritierte, frisch geschlüpfte gelbe Hühnchen ungläubig staunend übers Fließband rutschen in die unschöne Welt, lieber gleich im Fernsehen zeigen sollen. Vielleicht hingen dann die Verbraucher nicht mehr jenem irrationalen Idyll nach, das es ihnen so schwer macht, den modernen gentechnischen Produktionsmethoden zu folgen.

So aber reagieren die Verbraucher schockiert, sie wenden sich mit Grausen. Über 80 Prozent der Verbraucher haben kein uneingeschränktes Vertrauen mehr in die Nahrungsmittel, so ergab eine Umfrage der Bundesforschungsanstalt für Ernährung. Jeder Vierte der Befragten konnte kein einziges Lebensmittel nennen, das unter Gesundheitsgesichtspunkten als unbedenklich erscheine. Ein dramatisch schlechtes Zeugnis für die Branche, die den Menschen Lebensnotwendiges liefert: die Nahrung, das tägliche Brot. Und ein schlechtes Zeugnis für die Politiker, die sich selbst und willentlich aus der Verantwortung für die Kontrolle der Lebensmittel verabschiedet haben und sie an Gremien wie die beim Codex Alimentarius übertrugen, die irgendwo auf der Welt zwischen Manila und Toronto unter Ausschluss der Öffentlichkeit ihre Entscheidungen treffen. Vielleicht sind die Leute aber auch ein bisschen selbst schuld, wenn sie bei jedem Lebensmittelskandal hysterisch aufschreien, sich vor Agrarfabriken fürchten – und dann aber bald wieder bei jenen Billigsthändlern einkaufen, die ihre Ware zum Schleuderpreis selbstverständlich aus den Agrarfabriken beziehen. Nach dem BSE-Skandal beispielsweise gingen die Leute bald wieder in Scharen vorzugsweise zum Billigst-Laden Lidl – obwohl der doch einer der ersten war, bei dem es BSE-verdächtige Fleischwaren gegeben hatte, die zudem noch auf krummen Wegen aus dem BSE-Heimatland Großbritannien gekommen waren.

Andererseits sind die Leute doch auch in ihrer Urteilsfähigkeit etwas eingeschränkt, weil sie über ihre Esswaren sehr im Unklaren gehalten werden. Weil sie, beispielsweise, beim wesentlichen Qualitätskriterium, dem Geschmack, mit allen technischen Tricks hinters Licht geführt werden.

Der »Putsch der Nahrungsmittelgiganten« und die damit aufgerichtete »Geschmacksdiktatur«, gegen die Wolfram Siebeck wettert, Deutschlands Magenhüter Nummer eins, war vielleicht eher eine schleichende Machtergreifung unter tatkräftiger Beteiligung der Volksvertreter, die all die Möglichkeiten schufen, auf völlig legale Weise Phantasieerzeugnisse unters Volk zu bringen, die ihren Geschmack nicht den natürlichen Zutaten verdanken, sondern der Chemie. Das Erdbeerjoghurt mit dem Aroma aus Sägespänen, die Bouillon von Aroma und Geschmacksverstärker, die ganze Welt der Geschmacks-Illusionen, in der das Echte nichts mehr gilt, weil es kaum noch jemand kennt.

Zu Beginn war sie ja gut, die Emanzipation von der Natur.

Julius Maggi und sein Kollege Carl Knorr hatten unübersehbare Verdienste um die Volksernährung erworben: Sie lieferten den darbenden Massen, den Malochern und verzweifelten Müttern preiswerte, schnell zuzubereitende Nährstoffe. Ein Beitrag von unschätzbarem Wert zur Verbesserung des mühsamen Daseins der Werktätigen.

Heute liefern sie vornehmlich: überflüssigen Luxus. Denn einen Vierzehn-Stunden-Tag, der keine Zeit für Küchenfreuden lässt, kennen heute nur noch die Führungskräfte in Politik und Wirtschaft. Die meisten anderen aber leben in der 35-Stunden-Woche. In der Freizeitgesellschaft mit flächendeckender Kühlschrankversorgung gibt es eigentlich keinen Bedarf für Tütenware und Dosenkost. Zumal diese noch erheblich teurer ist als selbstgekochte Genüsse.

Selbst der Discount-König Aldi ist, gemessen an Selbstgekochtem, luxuriös teuer. Zum Beispiel bei Spaghetti Bolognese: Aldi-Spaghetti und »Fix für Spaghetti Bolognese« der Aldi-Marke »Lachende Köchin« kostet mit Aldi-Material exakt 68 Cent. Billiger ist es selbstgemacht nach italienischen Rezepten: 50 Cent (Hackfleisch kommt jeweils noch dazu.) Drei Portionen Kartoffelpüree kosten aus dem Beutel, inklusive extra zu kaufender Milch, 64 Cent – selbstgemacht 43 Cent. Und auch die Knorr-Hühnersuppe aus der Tüte für 69 Cent ist eigentlich totaler Luxus. Denn selbst die Mixtur aus ein paar Gramm Huhn und den bekannten Geschmacks-Illusionisten kann durch Hausgemachtes preislich unterboten werden. Man nehme ein halbes Suppenhuhn, mit 5 Euro schön teuer, und Suppengrün für 80 Cent. Das ergibt nicht nur Suppe, sondern hernach noch ein prima Frikassee. Macht zusammen, inklusive Sahne, Gemüse, Reis fürs Frikassee, 2,50 Euro auf Fabrikportionen umgerechnet. Mit einem Quäl-Gockel aus dem Supermarkt wäre es noch glatt die Hälfte billiger. Aber so etwas kaufen wir ja nicht. Die Suppe von Knorr hingegen plus Hühnerfrikassee mit Reis und Gemüse von Erasco kostet mehr! 2,69 Euro. Die Industriekost ist also in Wahrheit alles andere als billig. Echtes Essen, hausgemacht, ist eigentlich am günstigsten. Und am gesündesten. Da sind sich die Experten einig. Bio-Kost ist noch besser, vor allem im Geschmack, aber das wäre dann doch ein wenig teurer, zu teuer, wie viele finden.

Bei der Preisfrage sind mittlerweile die Maßstäbe ein bisschen durcheinandergeraten. Seit die Supermärkte und die Discountketten das Essen zu Ramschpreisen unters Volk bringen, ist ganz langsam, schleichend, das Bewusstsein für den Wert der Lebensmittel verlorengegangen. Niemand stört sich daran, 15 Euro auszugeben für einen Liter Motorenöl. Es geht schließlich ums Auto, und da wollen wir nicht mit irgendwelchen Billigölen experimentieren. Das Salatöl aber soll höchstens 1,99 Euro kosten.

Oder das Huhn. Ein gutes Huhn kostet 15 Euro, ein Bresse-Huhn, das französische Edelfedervieh, kostet leicht 30 Euro. Ein normales Tiefkühlhähnchen aber, das die Leute aus dem Supermarkt kennen, kostet 1,60 Euro. Das Magazin der *Süddeutschen Zeitung* kam über solche Tiefstpreise ins Sinnieren. Preisfrage: Ist alles, was billig ist, auch recht? »Unfassbar«, staunte das Magazin: »Eine Stunde im Parkhaus ist teurer.« Und wandte sich dem armen Huhn näher zu, fragte sich, wie dies Huhn sich denn vorkommen müsse: »War sein Leben gar nichts wert?« Und es ist ja nicht nur das Huhn: Ein Ei kostet 10 Cent, der Liter Milch 50 Cent, der Schweinebraten 6 Euro.

So richtig gut geht es wohl all den Tieren nicht, die so eine Billigst-Existenz führen.

Am besten: Nicht dran denken. Wir lenken uns ab und gehen ins Kino. Eintritt: 7,50 Euro. Das Bier dort: 3 Euro. Ein kleiner Berg Knabberchipszeug: 2,50 Euro.

Auch für ganz seltsame Sachen haben die Leute offenbar massenhaft Geld übrig. 2,50 Euro, zum Beispiel, für den batteriebetriebenen Turbo-Lutscher der Marke »Chupa Chups« (Slogan: »Für die Ultrafaulen das ultrageile Leckvergnügen«). Der Motor-Lolly wurde zum Top-Seller. »Frage nicht nach dem Sinn, frage nach dem Erfolg«, sagt die Deutschland-Geschäftsführerin der spanischen Firma Chupa Chups, die in 150 Ländern der Erde von den Osterinseln über Somalia bis China ihre turboteuren Naschsachen verkauft, vor allem an die Sechs- bis Siebzehnjährigen.

Allein in Deutschland lutschten sie 350 Millionen dieser Chupa-Lollies jährlich weg; selbst die Kosmonauten auf der Raumstation *Mir* schleckten an den süßen Dingern.

Die Älteren aber, so von zwanzig an aufwärts, lassen sich von Motorlutschern und dergleichen nicht mehr so recht beeindrucken. Immer mehr Leute fragen mittlerweile sogar nach dem Sinn. Der Chef des schweizerischen Migros-Konzerns etwa meinte anlässlich der Präsentation seiner Bilanz im März 1997, weltweit entstehe ein »Markt der Moral«, in dem es beispielsweise um artgerechte Tierhaltung oder auch menschenfreundliche Arbeitsbedingungen gehe. Und es gebe immer mehr Kunden, die bereit seien, für ökologisch oder unter fairen sozialen Bedingungen hergestellte Güter mehr zu bezahlen.

Die Migros gab sich auch sehr viel Mühe, mit fair gehandelten Produkten, auch mit Öko-Lebensmitteln. Im Sommer 2003 allerdings beschwerten sich Schweizer Bauern, dass der doch so moralische Handelskonzern ihnen 60 Rappen für jedes Kilo Kalbfleisch abzöge, das rosarot sei, pro Tier also ein Minus von bis zu 80 Franken (50 Euro), gerade weil das Kalb artgerecht gehalten worden ist. »Das Problem ist, dass die Leute rosafarbenes Kalbfleisch nicht kaufen«, rechtfertigte sich Fausta Borsani, Projektleiterin Ethik bei der Migros. Die

Leute wollen helles Fleisch, nicht wissend, dass dies nur bei blutarmen Kälbern entstehe, die schlecht gefüttert werden.

So ist es nicht ganz einfach mit den naturnahen Lebensmitteln. Die Leute haben sich schon sehr weit von der Natur entfernt; der jahrelange Umgang mit den Erzeugnissen des agroindustriellen Komplexes hat die Kenntnisse über die Früchte der Natur verkümmern lassen.

Und Bio-Lebensmittel würden viele zwar gern essen, zumal es auch, wie viele Untersuchungen beweisen, gesünder ist. Aber dann ist es ihnen doch zu teuer oder zu umständlich, den Bioladen aufzusuchen. Oder sie trauen den ganzen Bio-Beteuerungen nicht und kennen sich zu wenig aus mit den Bio-Bezeichnungen.

Womit sie sich in allerbester Gesellschaft befinden: Sogar ein Entsandter des weltgrößten Nahrungsmittelkonzerns Nestlé, ausgesandt, nach Bio-Waren zu spähen, kam in der Bio-Sphäre nicht ganz zurecht.

Der Nestlé-Mann reiste nach Paris. Dort waren alle Welt-Neuheiten an Lebensmittel-Zutaten zu sehen, bei der Messe »Food Ingredients«. Fruchtpürees, pulverisierter Hummer, PUFAs aus Algen, Gummistaub aus dem Sudan.

Der freundliche Schweizer von Nestlé interessierte sich dafür allerdings nicht. »Ich bin nur wegen Bio da«, sagt der Mann und hält an einem Ausstellungsstand inne. »Red Star BioProducts« steht in roten Lettern drüber. Der Nestlé-Mann sieht sich die Sachen an. Weiße Dosen sind da aufgetürmt. »NOVA Plus 4525 Roast Beef« oder »PROTEX 2139 Rounded Chicken Character«. Der Nestlé-Mann spricht ein paar Minuten mit einem Angestellten der Firma.

Dann muss er seinen Irrtum einsehen. Er war an eine belgische Firma geraten mit Filialen in England, Kanada, Singapur und den USA. Sie produziert Geschmacks-Ingredienzen, Aromen, Geschmacksverstärker. Zur Öko-Szene gehört sie nicht direkt, sie produziert mit Hilfe der Bio-Technologie. Nach kurzem Zwiegespräch am Stand hat das auch der Nestlé-Mann erfahren. Er geht weiter. Da will er nichts kaufen.

Bio. Biotechnologie, Gentechnologie. Es ist aber auch kompliziert alles. Kein Wunder, dass das selbst der Mann von Nestlé nicht auf Anhieb durchschauen kann.

Sie ist einfach ein bisschen verwirrend, unsere schöne neue Welt des Essens.

14. Literatur

(Auswahl)

Jean Anthème Brillat-Savarin: *Physiologie des Geschmacks oder Betrachtungen über das höhere Tafelvergnügen.* Ausgewählt, übersetzt und eingeleitet von Emil Ludwig mit Holzschnitten der Ausgabe von 1864. Frankfurt/Main 1979 (1913).

Constance Classen, David Howes, Anthony Synott: *Aroma. The cultural history of smell.* London and New York 1994.

Deutsche Medizinische Wochenschrift 32/1957. Schutz vor Gefährdung der Gesundheit durch Lebensmittelzusätze. Bericht über die internationale Entwicklung, die Konferenzen in Rom 1956 und Ascona 1957.

Eugen Droste: Speise(n)folgen und Speise(n)karten im historischen Kontext. In: *Essen und Trinken in Mittelalter und Neuzeit.* Vorträge eines interdisziplinären Symposions vom 10. bis 13. Juni 1987 an der Justus-Liebig-Universität Gießen. Sigmaringen 1987.

Annelies Furtmayr-Schuh: *Postmoderne Ernährung: Food-Design statt Esskultur.* Die moderne Nahrungsmittelproduktion und ihre verhängnisvollen Folgen. Stuttgart 1993.

Hans-Ulrich Grimm: *Alles Bio oder was?* Stuttgart 2002.

Hans-Ulrich Grimm: *Aus Teufels Topf.* Die neuen Risiken beim Essen. Stuttgart 1999.

Hans-Ulrich Grimm/Annette Sabersky: *Mund auf, Augen auf.* Der Ernährungsberater für Eltern und Kinder. München 2002.

Hans-Ulrich Grimm/Jörg Zittlau: *Vitaminschock.* Die Wahrheit über Vitamine. München 2002.

Hans-Ulrich Grimm: *Die Ernährungslüge.* Wie uns die Lebensmittelindustrie um den Verstand bringt. München 2003.

Gunther Hirschfelder: *Europäische Esskultur.* Eine Geschichte der Ernährung von der Steinzeit bis heute. Frankfurt 2001.

Jane Mathews: How to make effective advertising aimed at children. In: Glen Smith (Hg.): *Children's Food. Marketing and innovation.* London 1997.

Nahrungsmittel und Allergie 2. Herausgegeben von Brunello Wüthrich. München-Deisenhofen 2002.

Karl Heinz Ney: *Lebensmittelaromen.* Hamburg 1987.

Wolf Paul: Die kulinarische Selbstbestimmung. Eine menschenrechtliche Apologie des Feinschmeckers. In: Dieter Simon/Manfred Weiss (Hrsg.), *Zur Autonomie des Individuums.* Liber Amicorum Spiros Simitis, Baden-Baden 2000.

Udo Pollmer, Andrea Fock, Ulrike Gonder, Karin Haug: *Prost Mahlzeit!* Krank durch gesunde Ernährung. Köln 1994.

Udo Pollmer, Susanne Warmuth: *Lexikon der populären Ernährungsirrtümer.* Missverständnis, Fehlinterpretationen und Halbwahrheiten. Frankfurt 2000.

Safe Food. *Eating Wisely in a Risky World.* Michael F. Jacobson. Ph.D. Lisa Y. Lefferts, Anne Witte Garland. Center for Science in the Public Interest. New York 1994.

Friedrichkarl Steurich: Kann eine Eierallergie eine verdeckte Fischallergie sein? In: Brunello Wüthrich (Hrsg.): *Nahrungsmittel und Allergie.* München-Deisenhofen 1996.

Trendbüro. Matthias Horx, Peter Wippermann: *Was ist Trendforschung?* Düsseldorf 1996.
Christopher Williams: *Endstation Gehirn.* Die Bedrohung der menschlichen Intelligenz durch die Vergiftung der Umwelt. Stuttgart 2003.

Register